天

養

成

Preface

Preface

我相信開心大笑是燃燒卡路里最棒的方式
Audrey Hepburn

回顧關於成長到現在的鳥事和好事，
會有這本書其實是一件計畫之外的事。
而正是因為如此意外，
所以想藉著一股難得的寫書魂，
來分享接觸運動後，
悄悄收到的、目前人生中最美好的禮物。

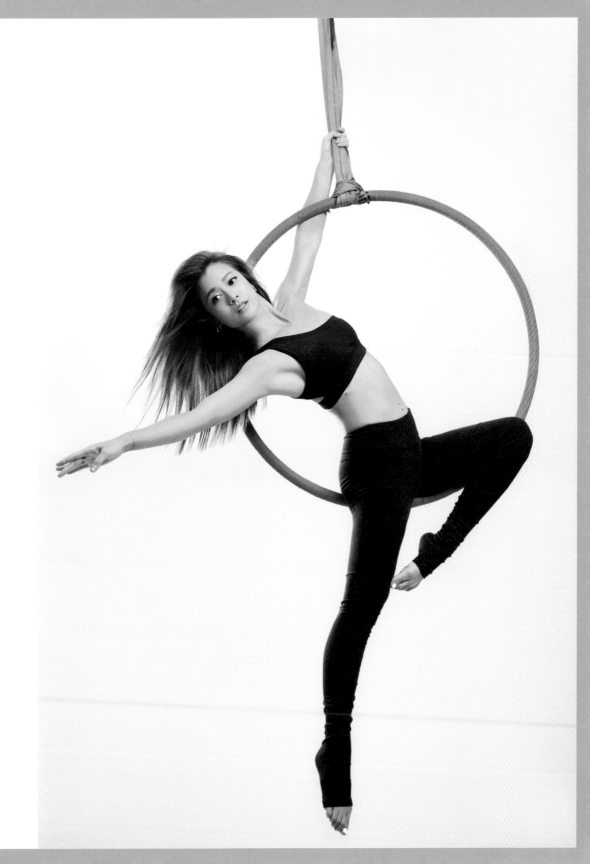

Act 1

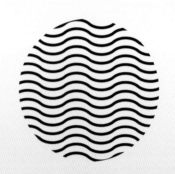

認識自己

我們都用獨一無二的姿態來到這個世界，
隨著成長、社會化而追逐越來越相似的美的形式，
旁人的三言兩語、媒體爭相報導的完美比例真的這麼重要嗎？

認清自己天生的「內建規格」，
用運動維持生來就具備的「獨一無二」。

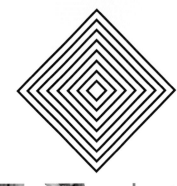

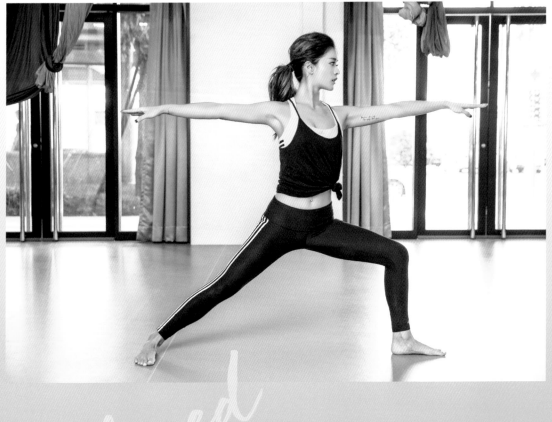

loved

Scene 1

放大自己的優點

　　天生就腳大、骨架大、屁股大、胸不大但眼睛最大的我，從來不覺得哪裡不對勁，我只知道媽媽很辛苦地生下我，連感激都來不及還有什麼好嫌棄的？不是要特別教大家懷抱感恩的心（X，這還要教嗎？），只是想先確認一下你真的有好好在乎、好好愛自己嗎？

　　老實說我不是那種很瘦的女生，我有很多肌肉也有不少「肉」（笑），卻也因為這樣讓我督促自己一定要保持運動習慣，這是真的！給自己一個理由和動力動起來會更有幫助。總之我很喜歡自己的身體，每個人都一樣，要懂得欣賞自己才能創造出更多可能，也許我天生就不是九頭身激瘦美女，但我可以讓自己成為體態健美，對新奇事物毫不畏懼的勇敢的人。

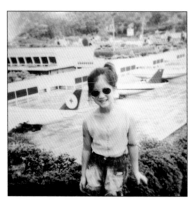 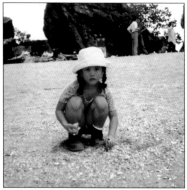

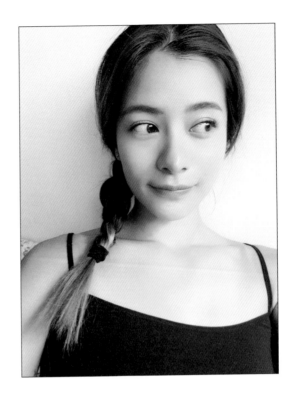

　　前陣子去整骨，老師說我的骨頭是「男人的骨頭」，我問老師這樣好還是不好？他說有好有壞，原來我骨子裡真的是個男人！老師說骨頭大的女生心地比較善良，懂得付出和體諒別人的辛苦（老師說的喔！哈哈哈），多數時候我確實都覺得別人比我辛苦。我從小就很認命，別人減重三公斤，我就要減六公斤才能跟別人一樣；別人體脂肪掉二，我就要掉四以上，別人可以瘋狂練肌肉，我只能慢慢來，放慢速度地做，運動後更要花一小時做伸展，往好處想，我可以幫老母扛一整箱 COSTCO 買的菜，自助旅行時能獨自拖兩大箱行李再肩背八公斤的旅行袋，連續走或跑上將近三十五公里的路。

以前只要有人提醒我要早點睡，我都會不假思索地回：「好～知道了～我會～明天就早睡！」略為敷衍地帶過，但越長大越覺得不行！長期熬夜真的是很大的負擔，身體不好不能怪別人，全都要自己承擔。Facebook 上常看見朋友分享「不早睡老的早死的快」、「十大必死原因之一」、「長期晚睡＝慢性自殺」……等，標題聳動的文章，這類型文章的核心架構都一樣，就是要讀者注意自己的健康，當你按下分享鍵的同時，你其實是在意自己的身體狀態的，每個人都希望自己能越活越好。

正值青春期時，我常拿國外名模來當外型目標，結果吃不飽也睡不好，常對自己發脾氣，更別說要喜歡自己，這些負能量激升的時候，真的很感謝我的爸媽，讓我從小接觸鋼琴、舞蹈和寫作，辛苦賺錢讓我擁有這些技能，在每個心情低落的時候，是這些養分讓我內心富足，獲得抒發的出口，不過少女的煩惱千百種，光是「減肥」就足以構成生活中無限輪迴的惡夢了。

長大的過程中充滿各種酸甜苦辣，有時也會碰上食之無味的日子，久了以後我才發現，快樂不是隨波逐流，而是當一個內心自由的人，生活中我們很少為難別人，卻處處為難自己，想放自己一馬都還可能做不到，生而為人真的不容易，我們都應該好好愛惜自己和生命。

堅持自己的崗位，把事情做好、做仔細、做徹底、做得問心無愧，這就是我給自己最好的鼓勵。追逐不切實際的目標，或是羨慕不屬於自己的東西，除了更加疲憊更沒自信之外，也會拖垮過去辛辛苦苦建立的一切。

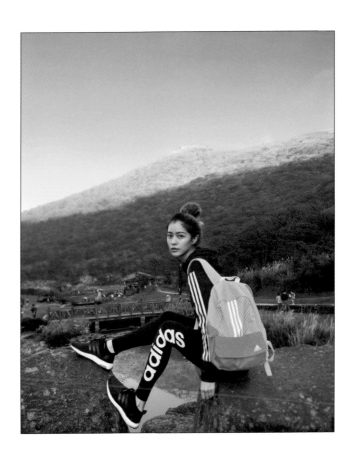

身心感到不平衡的時候，讓腦袋放空一下，活動活動筋骨，重新再來吧！

我們都在尋找適合自己的生活步調和進步空間，每個枝微末節總在不對的時候被無限放大，在對的時候又好像什麼都沒發生，渺小如塵埃的我們要活得快樂又健康，就該拋下不重要的事，把專注力放在值得用心的事物上。

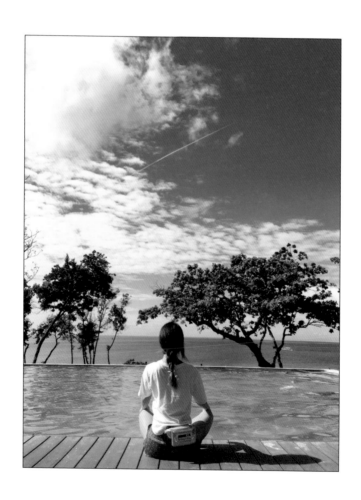

Scene 2
數字不是一切

　　小時候一拿到零用錢就會開始數銅板，盤算下課可以去書局買什麼？或是到合作社買生活綠茶和餅乾，有些時候也會想存起來，留到新學期買新的鉛筆盒和各種顏色的筆。

　　學生時期我的第一份工作是去補習班打工，第一次拿到薪水時不敢花，覺得太值得紀念了！雖然工資很少，但心中的滿足感遠超越薪水袋裡的東西～隨著時間成長，對於數字，不論是金錢或體重，總會變得更加敏感、介意，有些天生無法改變的數值，除了學習接受外，你也可以選擇變得比別人勇敢、開朗，成為不會被壓倒的那個小兵。

　　有些人因為家庭背景的關係或無預警的突發事件，逼不得已必須拋下夢想為家人和自己奮鬥；有些人是活該，把心力花在不重要的人事物上，華而不實，沒準備也沒認真規劃，只會抱怨結果不如願，認定自己就是悲劇中的主角。

其實女生天天量「體重」量到後來業障真的會很重！因為體重不重要，「體脂」才是能讓體型真正變結實的重要數據。

生活中有許多看似平凡的事物，我始終堅信「在對的數字上努力，再辛苦都值得」，找到對你來說非它不可的目標，自然就會找到方法去實現。我們常常盡最大的努力去做不適合自己的事，只因為身邊的人都說那是好的，在我看來，與其把自己的人生交給旁人來決定，不如相信自己的直覺和能力。

充實自己的每一天，想學什麼就去學（當然還是要量力而為喔），想做什麼就去做，即使不是每件事都會有成果，也不是每件事都適合自己，但生命有限，你永遠不知道會不會哪天就什麼事也不能做了，不管你的起點在哪裡，用心嘗試新事物，用力體驗不同的生活，感受自由的心境，很多數字、很多障礙都會因此慢慢 fade out 囉！

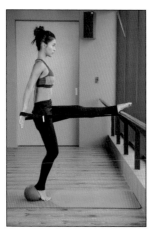
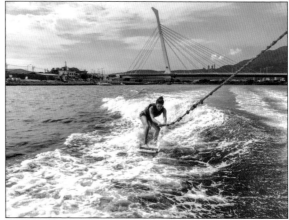

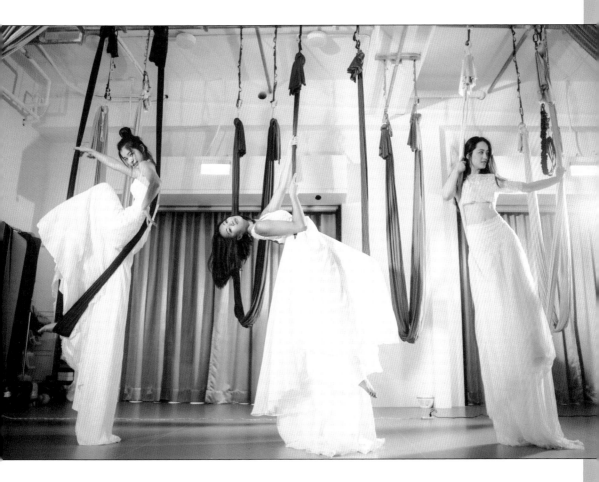

感謝厲害空瑜老師 Shany 的協助。

Scene 3

接觸運動的契機

　　我最早接觸的運動是小時候上的幼幼芭蕾舞班，小小身軀硬要跟上老師的動作，身體和臉部表情因而扭曲，想起來就覺得超～有～戲～上了中學考進附近的舞蹈班，班上嚴格且高壓的練舞制度，不是每個青少年都熬得過去的（很值得裝病不去上課）。

　　回想第一次出席 adidas 活動的情況，那時我還稱不上運動狂熱份子，只是剛好在公司的安排下有了第一次的曖昧合作（笑），後來陸陸續續接觸了其他運動相關的工作，才開始接觸健身、跑步等運動。

　　出於不服輸的個性，碰到做不到的項目或成績不如預期的狀況，我就越想挑戰自己，想看看自己可以ㄍㄧㄥ到什麼程度？那些一度想捶自己、低落碰壁的時期，後來都成為我的運動經驗和生活養分了。

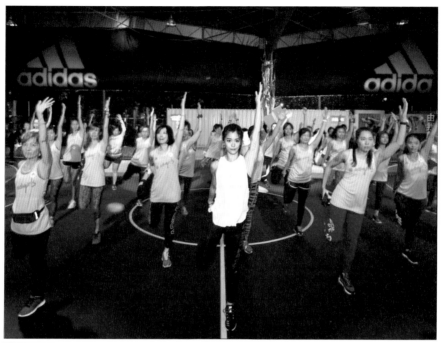

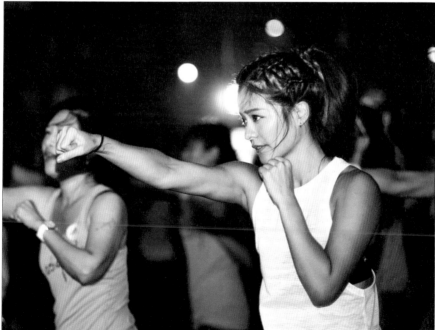

　　現在就是一種再續前緣的感覺，跟著運動同好邊走邊試、邊突破邊成長，一系列的運動串燒，就算累死也心甘情願地享受著。「不動，更累」是一路以來我最深刻的體悟，誰不想在冬天、雨天、失戀或宿醉的早晨躲在被窩裡耍廢？我當然也很想啊～這時候只要看看身邊一些行動不便的長輩，或是臥病在床的朋友，就會警覺以後有很多時間可以躺在床上（也許啦，天有不測風雲嘛），所以現在能動就動、能去哪就去哪、想做什麼就趕緊做，不要浪費上天給我們最好的禮物，要變成更好、更健康的人需要一段時間，然後才能體會身邊的人事物有多難得，與其和別人比較不如好好充實自己。

　　我真心欣賞那些勇敢面對生命的人，他們的生活態度和精神總會在無形之中感染其他人，看著他們享受當下的生活方式，就能讓我釋懷、放下，在那一瞬間恍然大悟。感謝出現在我身邊的每個人，不管是喜歡或是沒那麼喜歡我的人，你們都是參與我每個當下的重要的人。

　　每次參加運動活動或賽事，最大收獲都是來自加油民眾和網路上男男女女的肯定，adidas 的大型活動大概參加了十場以上，其他小型的訓練營或課程也都是和粉絲見面的寶貴時刻，活動結束後常有女孩害羞地跑來問我問題，粉絲專頁和 IG 私訊也常有類似的提問，「怎麼變瘦」、「怎麼吃才不會復胖」、「平常還有做哪些運動」、「衣服好好看，在哪裡買的」、「頭髮怎麼綁」（咦！離題）……各式各樣！

我跟這些女孩一樣，也會想駕馭很多美到不行的衣服，把運動融入生活以後，即使什麼都沒穿也能放肆欣賞自己的身體～老實說，身為女性公眾人物要獲得女生的認同真的難，好險我有這些辛苦練就的技能，要不然以我面無表情（其實我只是內向不敢接觸人群）、話少孤僻的個性來生存的話，結局應該就是被大家討厭到死～而已吧！

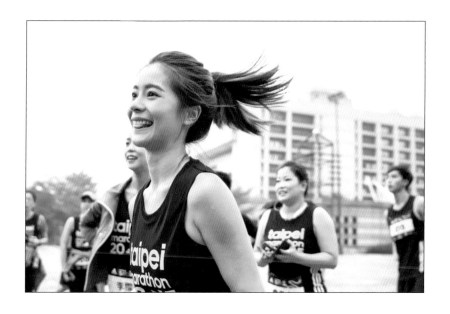

Act 2

運動才是我的菜

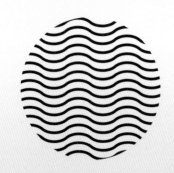

要求射手座的我日復一日從事同一項運動根本不可能！
別人做過的我都嘗試過了，
同時也積極嘗試新型態的運動，
運動健身這條路，
踏上了就別想看見盡頭。

再忙也要擠出時間舒展一下筋骨，
用體內的多巴胺讓每天都充滿正面能量。

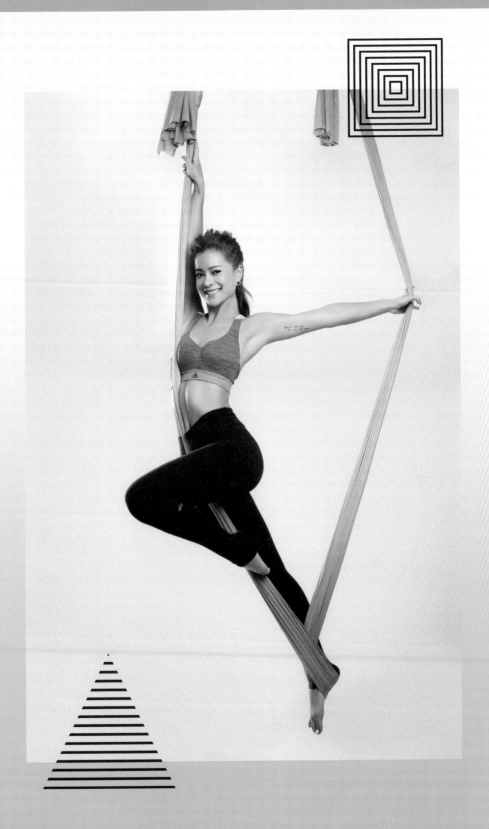

Scene 1

什麼運動適合你？

什麼是你不討厭的運動？

我覺得每項運動都有討人厭的地方，以跑步為例，跑步是很容易入門的運動，只要有安全的道路就可以開啟運動模式，比較討厭的地方就是有時候跑起來不能順暢呼吸，這跟訓練方式和當下心情有關；說到健身，花太多時間上健身房會被說太閒，健身時間少了，自己又會開始疑神疑鬼哪裡的肉又鬆了，每個人適合的運動本來就不一樣，但是不管你想嘗試怎樣的運動，有氧和無氧是必須兼顧的，就像蔬菜、蛋白質、澱粉這些基本營養一樣，失衡就無法構成最有效能的組合，我們應該都希望在最短時間內達到最佳成果吧？

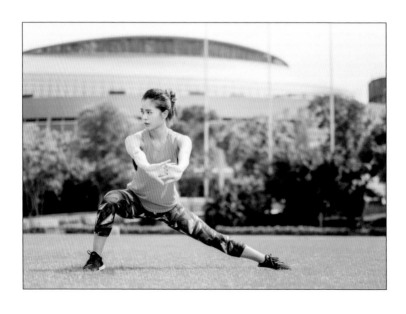

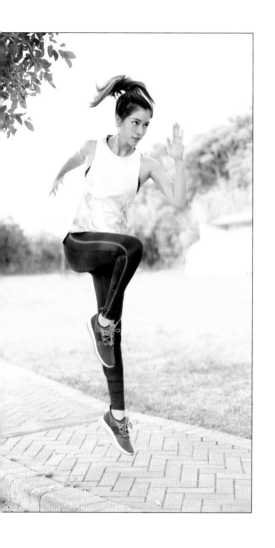

近幾年我陸續接觸了健身、跑步、TRX、空中瑜珈、空中環、攀岩、Barre、飛輪、拳擊和舞蹈等運動，每種運動都由專業老師帶進門，修行在個人（老派的浪漫，但一生受用），幾年下來多少也整理出一點心得，建議還在觀望的朋友先從最簡單、有興趣的運動開始，不要盲目趕流行。有位好友就是看到我上拳擊課覺得很有趣，隔天手刀報名了相同課程，最後礙於核心、爆發力、肌耐力、柔軟度和心肺沒有一定的基礎，所以上了一堂課就宣告放棄，這種結果往往會嚴重影響一個人的衝勁。

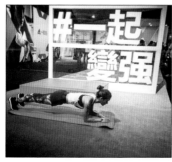

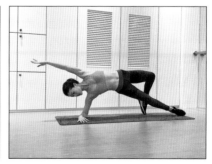

運動有點像養毛小孩，需要付出時間、心力、耐力還有從傷痛中復原的能力，一點一滴累積能量運用在各項運動當中。我觀察了很多運動有成的朋友和各國厲害的運動達人，終於得到了一個真理，「有天生的瘦子但沒有天生的好線條」，自己的肌肉還是要自己顧啦！

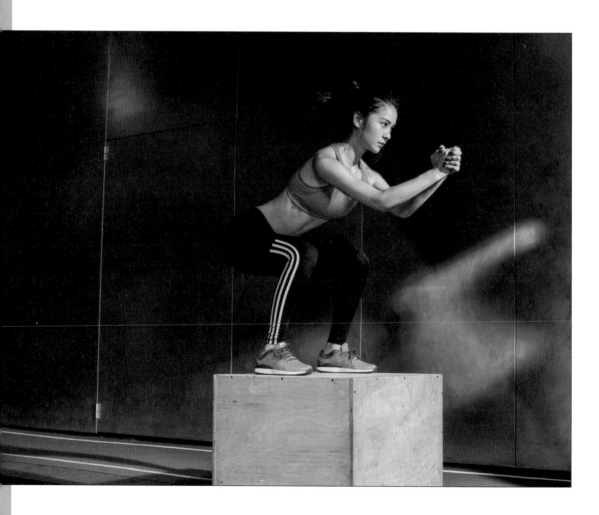

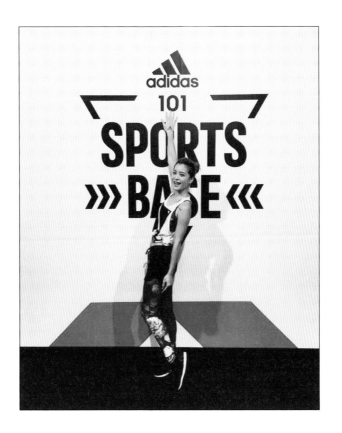

　　運動這件事我一直沒有停過，一方面是因為喜歡嘗試各種不同的挑戰，另一方面是想藉由運動消化生活中的開心與不開心，舒緩內心起起伏伏的情緒。每一年我都希望比之前更好，所以做很多訓練，調整自己的身體和心態，我沒有要提倡正能量的意思～但你一定要學會轉念，換個角度問題就會突然找到出口囉！

　　我常提醒身邊朋友要「甩油！甩廢！甩懶惰！」但偶爾也會想廢在家裡一整天，什麼事都不做，這種時候我會盡情耍廢，廢到一個極致（每個月兩、三天最多），隔天就會心甘情願去工作、運動和上架商品了啦（苦笑）。

Scene 2
巧拼迷你健身房

　　很多學生、上班族、家庭主婦、打工族朋友應該都有一樣的困擾，平日要做到每天運動一小時，或是一週運動四次一次兩小時，有氧、無氧都要做真的很強人所難，面對這道難題我想了個辦法解決，我列出一張經濟實惠的器材清單，把能組合、能放進家裡的器材都搬上頂樓，方便我把運動融入日常生活中。

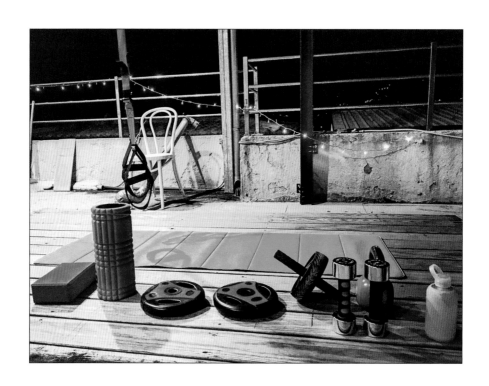

我的器材清單如下，各位可以參考看看：

1 組合式啞鈴
量力而為，隨時調整所需重量。

2 跳繩
跟跑步一樣經濟實惠，是家裡除了跑步機。

3 彈力帶
類似橡膠材質可伸縮，用來訓練身體各部位的肌力。

4 藥球
是加重的訓練球，可鍛鍊肌力、爆發力、加強核心。

5 壺鈴
可以非常確實地鍛鍊到軀幹核心，同時也能訓練身體協調性。

6 滾輪
可以同時練到腹肌、闊背肌，即使在窄小的室內也能進行，不佔空間。

7 滾筒
伸展放鬆的好朋友，運動前、運動後都可以使用。

8 瑜珈墊
一般推薦選擇 5～6mm 的瑜珈墊，膝蓋容易痛的可以挑厚一點的。

9 TRX
需要懸掛在天花板或牆上有裝支撐架的室內，可以請專人協助評估環境條件再考慮購入。

10 跑步機
如果家裡空間夠大，購入跑步機對有氧運動的訓練是很好的。

以上都是我在家常用的器材，可以在很小的空間裡發揮最大的效用，建議也想在家佈置迷你健身房的人先請教教練或經專人指導後再行動，擁有完美的配備是好事，但是如果不夠安全，那迷你健身房就只能做出恐怖極限運動啦！

這些簡易的器材只要用對方法，透過間歇式訓練、循環訓練等方法，短時間內就能提高體溫、基礎代謝率、心率，達到有效的心肺鍛鍊和減重效果。除了運動外，搭配飲食的控管（之後的章節會帶到），應該能為瘦身之路更邁向前一步了！

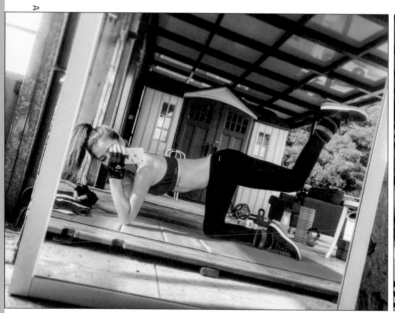

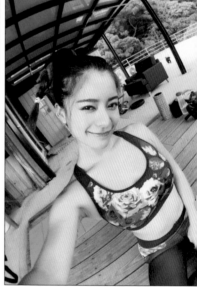

Scene 3

我一步一步接觸過的運動

　　把運動視為每日例行公事的我喜歡積極嘗試各種運動，室內運動有 TRX、空中瑜珈、重訓、拳擊、瑜珈、Barre、飛輪、空中環，室外則是跑步、登山、攀岩和溜冰。

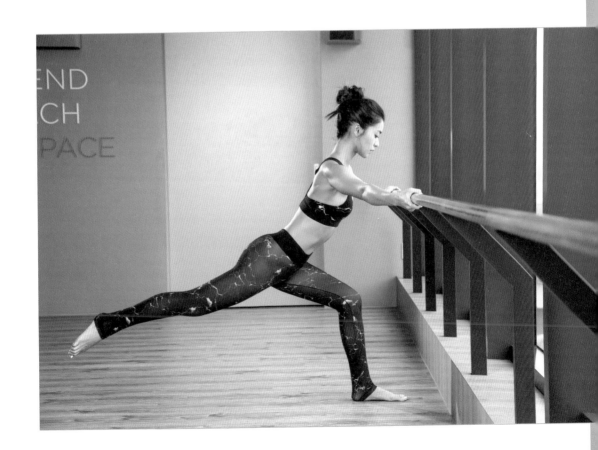

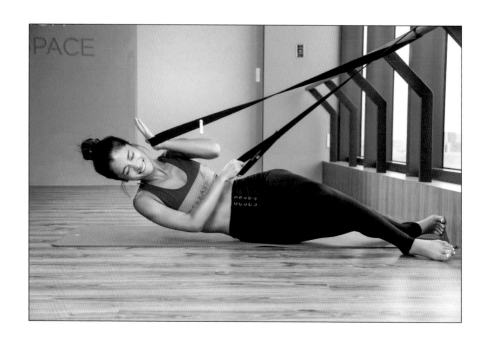

　　我以為只有我這麼瘋～直到有天早上七點多，我前往明耀百貨樓上的 Space Cycle 上 Barre，心裡篤定這麼早一定沒人來上課，我可以像包場一樣獨享寬敞教室超幸福的，結果一進教室發現竟然有十個人來上課！我會這麼驚訝是因為我上過只有兩個學員的課，通常下午或晚上會比較多人，一班可能也有二十幾個學員，但這天是早上七點，居然還有這麼多人跟我一樣熱衷於運動，大部分是上班族，其中也有幾位媽媽，感覺已經上過幾次課，動起來很熟練。

　　跟其他學員一起上了一小時的課，從睡眼惺忪到後來整個人大爆汗，回到更衣室的我心裡充滿感觸，看著現場學員為自己的身體努力，認真的神情讓我非常感動。我身邊有很多朋友會拜託我帶他們去運動，但運動這種東西，真的要自己有目標、有動力和毅力才能持續下去並且慢慢進步，人要活到老動到老啊，最近真的覺得學習和運動是密不可分的連體嬰。

《 老少通吃，增進家人感情的運動 》

登山
Climbing

　　一年三百六十五天，要我天天去登山我都願意！只要一早醒來是個大晴天，就能督促我馬上準備好必備物品，高掛的艷陽可以說是非常稱職的「無聲鬧鐘」。

　　我覺得登山是最適合一家老小一起從事、藉機增進感情的運動，被美景環繞，呼吸新鮮空氣，整個人都會是非常放鬆的。以我們家為例，只要週末有空就會揪團去爬山，各自準備好簡單的水、食物和毛巾就能馬上出發，我們會特別找一些沒去過的登山步道然後一起完成它，除了非常有成就感之外，也會感受到不一樣的家庭氣氛喔！

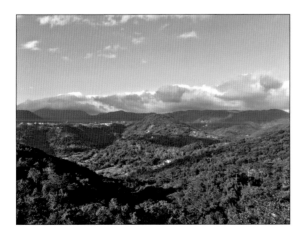
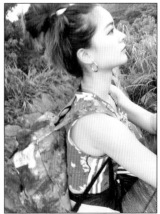

分享幾個我特別喜歡的登山步道給大家：

1 台北七星山登山步道

地點：台北市北投區陽金公路
交通：如何到達七星山登山步道
七星山是台北盆地最高的山，步道有很多個入口，來回大概 4 ～ 6 小時。登高之後能看到整個台北盆地、夢幻湖等等。

2 金面山親山步道

地點：台北市內湖區
推薦走法：環山路段 136 巷登山口→松友坪→剪刀石山打印台→金面山頂→涼亭→內湖路三段登山口
累積里程：3 公里

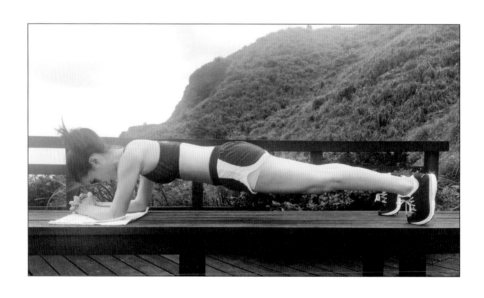

3 姜子寮山步道

地點：基隆市七堵區
推薦走法：姜子寮山登山口→稜線叉路口→姜子寮山三角→原路回程
累積里程：3.2 公里

4 天母水管路步道

地點：台北市北投區
推薦走法：中山北路七段 232 巷→三角埔發電廠→黑色大水管→涼亭→打印台→山仔后站
累積里程：2.6 公里

⑤ 頂山石梯嶺步道

地點：台北市士林區
全長：6.6 公里
花費時間：180 分鐘
難度：低

⑥ 南港山縱走親山步道

地點：台北市南港區
全長：6.3 公里
花費時間：180 分鐘
難度：低 - 中，同時也能
訓練身體協調性。

⑦ 仙跡岩步道

地點：台北市文山區
全長：1.9 公里
花費時間：120 分鐘
難度：低

TIPS

記得要準備防蚊液、水壺、毛巾和小零食等等，事先算好來回時間，
避免回程太晚。

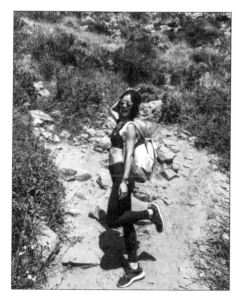

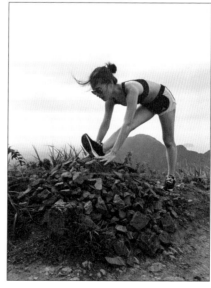

《 關起門來挑戰自己的極限 》

重 訓
Weight Training

　　重訓的好處在於強化心肺功能、強化肌耐力、調整身型、消耗熱量和脂肪、提升基礎代謝率，前陣子很多女生在瘋重訓，這樣的熱潮其實有好也有不好，好的點是她們能因為重訓看到身形一點一點產生變化，不好的點在於很多女生只做一種運動，像是只做無氧運動或只做有氧運動。

　　老實說我從沒想過自己會這麼有毅力的持續運動，大概是因為在家也可以做所以比較好養成習慣，而且我和身邊朋友還有特別研究一下，觀察那些有重訓習慣的人，不管實際年齡是幾歲，身體都能保有很不錯的狀態和力量，於是我就把重訓器材從健身房移到家中，方便我有空就練、有空就做。

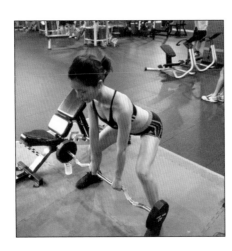 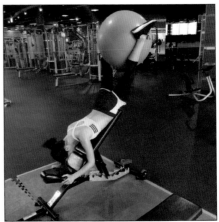

偶爾不想出門或碰上下雨天，有迷你健身房就變得很方便，重訓完可以馬上洗澡、洗頭吹頭髮，這真的是很幸福的事。不用介意自己壓多重，或是設定多遙不可及的目標，只要保持有氧和無氧運動交叉進行，就能瞬間爆汗然後慢慢燃燒熱量了！

　　有一篇文章，它說：「靠有氧運動成功減肥很好，卻只是讓大尺寸的你變成小尺寸的你，身體的比例仍然是固定的，只是等比例縮小，現在你對自己的哪個部位不滿，等你成功縮小一碼之後，你一樣還是會不滿意。」

　　道理很簡單，因為你討厭的大肚子變小了，本來覺得沒什麼問題的腰也一樣變細了，所以視覺效果上還是沒改變，但重訓可以改變你身體的組成，增加肌肉量，降低女生天生就偏高的脂肪，有肌肉的支撐，肉就不會軟軟塌塌的，身體看起來更緊實有彈性，也會讓你的體內年齡更年輕。

　　所以重訓不分年齡，每個人都可以勇敢嘗試，搭配日常飲食，一定會有不錯的成果！

TIPS

不要急於看到效果，要非常有耐心，肌肉本來就不是一天能練成的。男生有人魚線，女生絕對也會有馬甲線。

《 揮拳的女生超性感 》

拳擊
Boxing

　　教練告訴過我：「拳擊是所有室內運動中消耗熱量最高的運動，不僅可以很快達到瘦身目的，又能學到拳擊技術。事實上，拳擊是很講求科學的運動，刺激的東西大家都喜歡，但實際操作時，身體往往會因為畏懼而使肌肉變得僵硬，練拳可以讓你在緊張的狀態下學會放鬆自己。真正練習的過程是很辛苦、孤單的，如果這些你都可以克服，不論是工作或課業，一定都能順利克服各種障礙。」

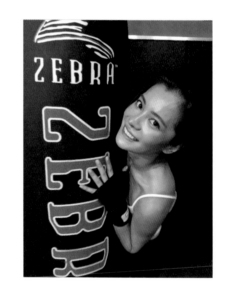

　　每一次出拳時，都能感受所有的肌肉在出力，同時還要動腦反應教練的攻擊，拳擊是一個能鍛鍊體力又能活用腦子的運動，雖然我還是菜鳥等級，但仍然很推薦大家來接觸這個可以好好發洩情緒的運動！

講述拳擊故事的電影裡，演員身材往往 Fit 到不行，加上他們充滿爆發力的動作和專注的眼神，實在是太迷人啦～就因為這個原因，我衝動跑去報名拳擊課，拳擊可是連 Victoria's Secret 天使都風靡的運動，兼具力量與性感，怎麼可以不去試試啦！（笑）

TIPS

記得要補充大量水份，上課前一至一個半小時一定要吃東西；不要因為要大力出拳而動作跑掉或重心亂放。

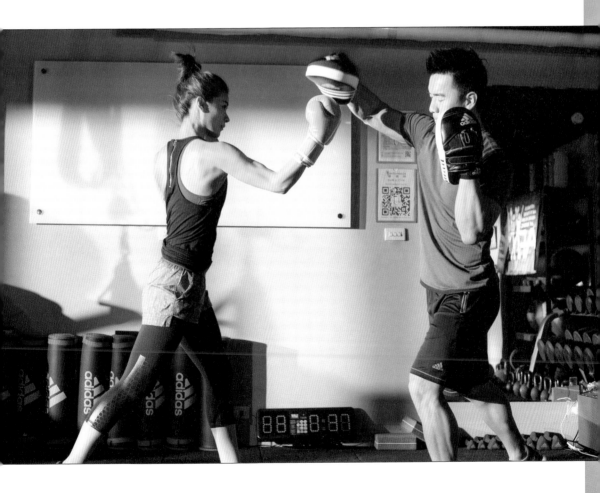

《 地心引力 Bye，輕功體驗 》

Bungee Fly & Flow

「藉由繫在身上的彈簧繩自由彈跳、輕鬆離開地面，滿足人們擺脫地心引力的慾望，你可以輕快優雅，也可以充滿速度與力量，就像武俠電影中的輕功。」我覺得這段話很適合拿來當 Bungee 的開場白，老師說這項運動結合舞蹈與體操技巧，讓學員在地面或空中輕鬆做出高難度動作，同時又能訓練核心肌群和心肺。

Bungee Fly 利用彈跳的方式來做訓練，採用專業設計的彈簧與改良版攀岩安全吊帶，以彈簧的彈性拉推牽引身體運動，不僅可以鍛鍊到人體的肌耐力、心肺耐力、彈跳力、核心肌群，還可以刺激腦內啡分泌，讓人在訓練時感到快樂，除此之外還能預防腰痠背痛、提高心臟機能、讓身體更年輕、增加肌肉的靈活性，還可以享受離開地面短暫飛行的感覺。

這項運動也被比喻為「空中的 TABATA」，因為可以消耗大量熱量，讓你又愛又恨，離開地面時想落地，落地後又想往空中彈。

Bungee 可飛、可轉、可體驗三度空間，沒有空間限制的感覺真的很奇妙，個人覺得這是非常舒壓的運動，過程中雖然會有喘不過氣的時候（不用勉強自己，不行就休息），但結束後的快樂卻是一般運動的三倍！國外現在也很流行這樣多功能的運動，有興趣的朋友不妨去試試，消除累積許久的負能量和壓力！

建議每 10 分鐘就補充 100c.c. 的水，上課前 1 小時先吃根香蕉或御飯糰，以免運動過程中，因低血糖導致頭昏的情況發生。

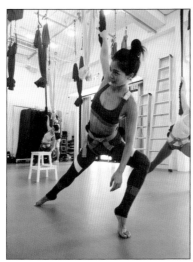
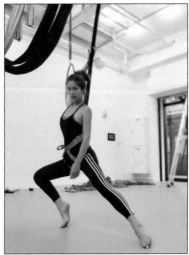
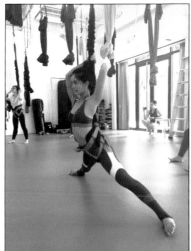
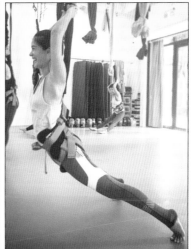

《 脂肪燃燒超有感 》

飛輪
Spinning

　　第一次接觸飛輪覺得很有趣，可以隨著各種不同的音樂變換速度和動作，聽到自己喜歡的歌就會忘記一路騎到下半堂課是多痛苦！哈哈～老師常提醒學員核心肌群要用力，核心肌群就是人體常用的第一個肌群，也是胸肌、腹肌、背肌、臀肌、大腿肌的集合名詞，它就像身體的地基，訓練核心肌群除了可以雕塑曲線、改善身形，也能作為所有運動的素質基礎。

　　上飛輪一開始必須注意座椅位置的高低、坐墊的前後位置、把手及龍頭高低、卡鞋有沒有卡好，當然還要準備一罐水和毛巾。

　　有些飛輪車輪子重量較重，腳踩施力的阻力就會更重，雖然能提升鍛鍊效果，但不是人人都適合，必須小心因為過於激烈帶來的傷害，所以接觸飛輪時，一定要有體能基礎或教練帶領，至少要做 10 分鐘基本熱身、暖身運動，也建議大家從最低速度、強度開始騎，接著再慢慢增加強度與阻力。

TIPS

建議每 10 分鐘就補充 100c.c. 的水，上課前 1 小時先吃根香蕉或御飯糰，以免運動過程中，因低血糖導致頭昏的情況發生。

使用飛輪要有燃脂效果，須達到一定時間與心跳，至少要達到運動 333 的原則，即每週運動 3 次，每次至少 30 分鐘，心跳達每分鐘 130 下才有效，進而訓練心肺力。

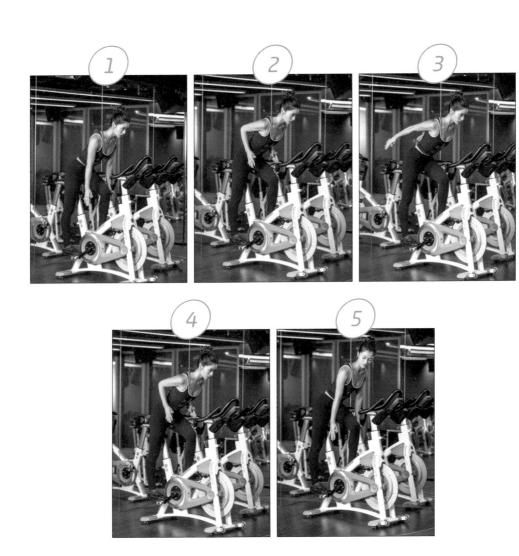

照著 1~5 的步驟做，可以同時
燃燒上半身的脂肪喔！

《 室內室外都能從事的全民運動 》

跑步

Running

　　近年來台灣路跑正夯，幾乎是全民運動入門款，跑步可說是最簡單的運動之一，不需要特別裝備、訓練或天賦，只要一雙跑鞋就能立刻開始。研究報告指出，運動前應該暖身十分鐘左右，利用「動態伸展」如：抬腿跑、開合跳、肩繞環、毛蟲爬、小跑步、跳繩、踩飛輪等方式，讓呼吸加速、身體微微發汗，達到最適合開始運動的狀態，天氣寒冷時要延長暖身時間，有效避免大腿後方的肌肉拉傷、腳踝扭傷等運動傷害；運動後不要立刻停下來，應該進行五到十分鐘的低速跑、快走，接著做「靜態伸展」來收操、放鬆因為運動變得緊繃的肌肉，藉此減少延遲性肌肉痠痛，也能預防運動後心臟問題的發生。

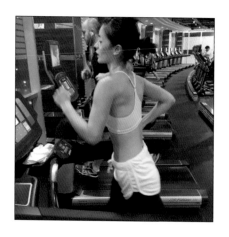

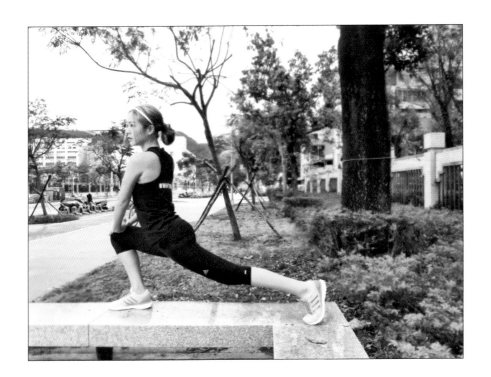

　　美國運動醫學會（ACSM）指出，每週至少要運動兩天以上，
才能維持或增加肌力、肌耐力與肌肉量，依據美國的體能指引建
議，每週總運動量分成三天以上進行，不但能降低罹患疾病的風
險，還能避免過度運動造成運動傷害。

　　華人推崇的中庸思想，認為過與不及對健康都有不良影響，
其實是有道理的，近年有許多研究紛紛指出，運動雖然能調節身
體免疫力，但是過度（時間太長或強度太高）的訓練反而會讓免
疫力下降，提高感冒或其他呼吸道感染的機率；2105 年哥本哈
根心臟研究（CCHS）在美國心臟醫學會雜誌（JACC）中也指出，
每週運動四到六天最能有效降低心血管疾病的死亡率。

　　至於每次應該跑多久？美國運動醫學會（ACSM）認為，有氧運動時間的長短應該根據運動強度來決定。高強度有氧運動應該每週進行三天，每次至少二十分鐘；中強度有氧運動每週進行五天，每次至少三十分鐘。無論中強度或高強度運動都應該持續至少十分鐘，才能有效促進心肺適能，帶來健康效益，不過到頭來還是要量力而為，該休息就休息，不要逞強去做任何運動喔！

　　跑到最後，當我可以不再因為上氣不接下氣而一直停下腳步時，那就是找到自己節奏的時候了！

TIPS

人人都可以跑步，但不是人人都適合，當你覺得膝蓋、腳踝因為跑步出現問題，千萬不要咬牙硬跑，一定要去看醫生。

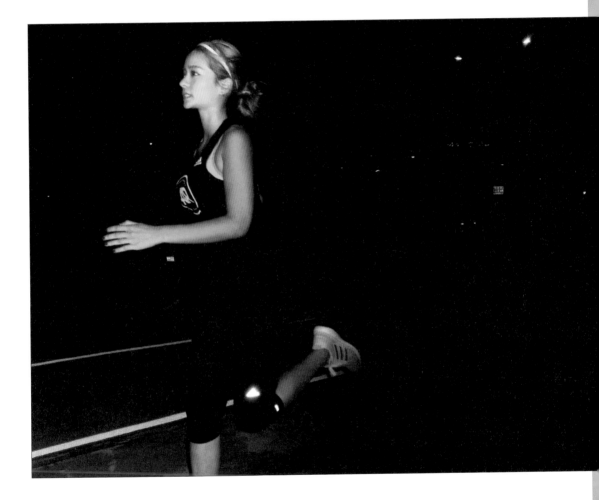

《 筋長一寸，壽延十年啊 》

瑜珈
Yoga

「瑜伽（Yoga）是一個通過提升意識，幫助人類充分發揮潛能的體系。瑜伽姿勢運用古老而易於掌握的技巧，改善人們生理、心理、情感和精神方面的能力，是一種達到身體、心靈與精神和諧統一的運動方式。古印度人更相信可以與天合一，他們以不同的瑜珈修煉方法融入日常生活而奉行不渝：道德、忘我的動作、穩定的頭腦、宗教性的責任、無欲無求、冥想和宇宙的自然和創造。」

所謂瑜伽的「八支」（Eight Limbs）即八種方法：

1 制戒（Yamas）
指外在控制，宇宙的道德戒律。

2 遵行（Niyamas）
指內在控制，通過自律進行自我淨化。
累積里程：3 公里

3 體位（Āsanas）
指瑜伽姿勢，也能稱為調身。

4 調息（Prānāyāma）
利用系統的呼吸方法，呼吸的控制和能量的處理。

5 制感（Pratyāhāra）
精神從感覺和外部事物的奴役中解脫出來，是指感覺消失，控制內心，也稱調心。

6 專注（Dhārana）

集中專注力以助於提升生命之氣。

7 禪那（Dhyāna）

即冥想。

8 三摩地（Samādhi）

由冥想而來的超意識全部集中到靈魂中，和宇宙合而為一，超越意識的境界，身體和感官靜止，看似在睡眠，但頭腦仍保持警惕。

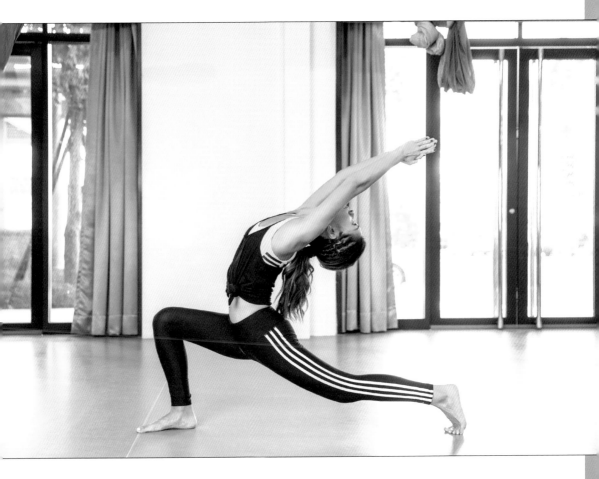

初學者應循序漸進正確練習，注意每個動作的正位和呼吸，才能達到好的鍛鍊效果，現代人因為很忙碌，要從工作中抽出時間做自己喜歡的事，哪怕只是短短一小時都必須費盡心思，這時候瑜珈就是方便又省空間的好選擇了！

　　瑜珈非常著重放鬆和休息，訓練全身肌肉的同時，可以透過每個動作去用心感受身體，運用呼吸、伸展等動作帶動氧氣在肌肉中流動，喚醒肌肉，暫時放下腦海中雜七雜八的瑣事，忘記工作壓力與倦意，重新換上身心飽滿的軀體，工作也能更加專注。

TIPS

享受每個停留的時刻，細心鍛鍊自己的身體和意志。

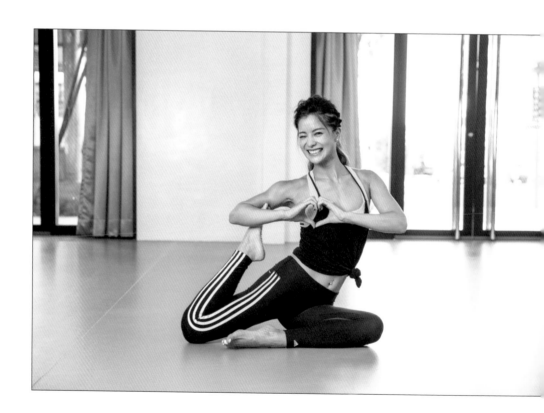

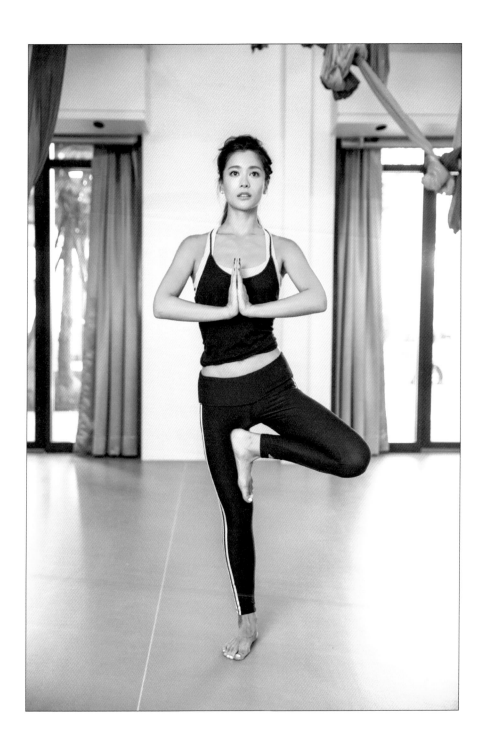

《 新型態運動，推薦給追求新鮮的你 》

Barre

Barre 是一種新型態運動，結合芭蕾、皮拉提斯和流行音樂等元素，課程中會運用不同輔助道具來作變化，動作優雅又能鍛鍊身體線條，很適合女性朋友，男性當然也可以嘗試！班上確實也有男同學跟我們一起上課～

輔助道具中，看起來不怎樣的彈力球其實很惱人！老師總是做得輕鬆自在，但學員真正夾起球才知道有多不容易，每次大腿內側都痠到讓我不想說話；還有兩個看似輕巧的一公斤小啞鈴，舉啞鈴必須保持上身平穩，只動大小手臂與掰掰袖，藉此鍛鍊上肢，第一階段做完那種痠痛程度實在太過癮了；接著是彈力繩，這條小玩意兒是我覺得最痠的道具，把它套上腳踝或膝蓋上方大腿位置時，那個瞬間總會激發我的戰鬥精神，讓我印象最深刻的是用雙腳做出「蚌殼精」的菱形動作，然後上下開合交錯變化，做完真的想打老師～

Down an inch, up an inch.

動作不用太大、不用猛做，保持在一英吋的擺動幅度，反而可以有效訓練到小肌肉和小範圍肌群。

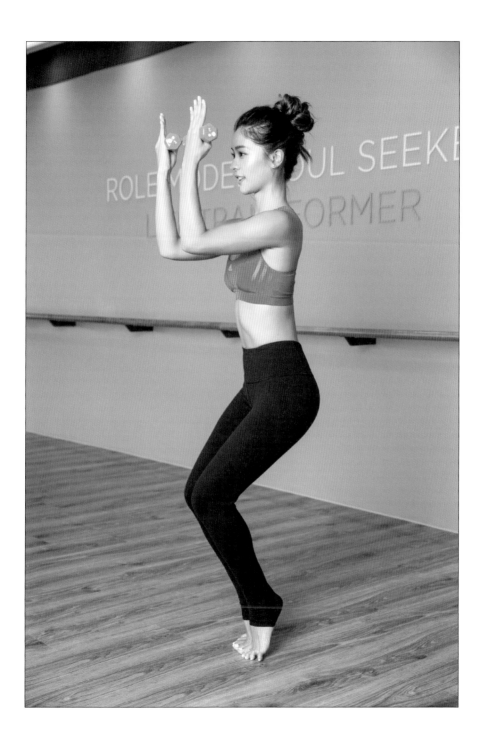

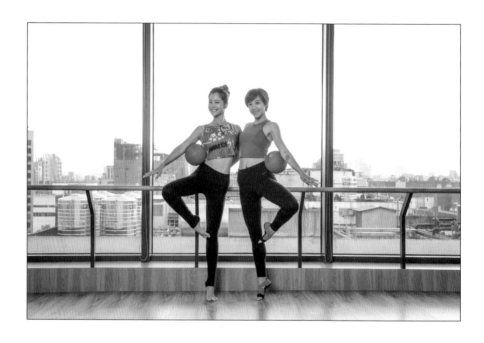

感謝辣媽 Janet 老師協助指導。

TIPS

在做有把杆的動作時，記得手不要抓太緊，手腕和手臂會很痠的，動作不要做快或是超過範圍，力求精準與小幅度練習，這樣會有助於穩定動作。

P.S 我找到一個很棒的文章，如果大家有需要知道更細節，可以輸入：
https://greatist.com/move/benefits-of-barre-workout#（介紹的非常仔細）

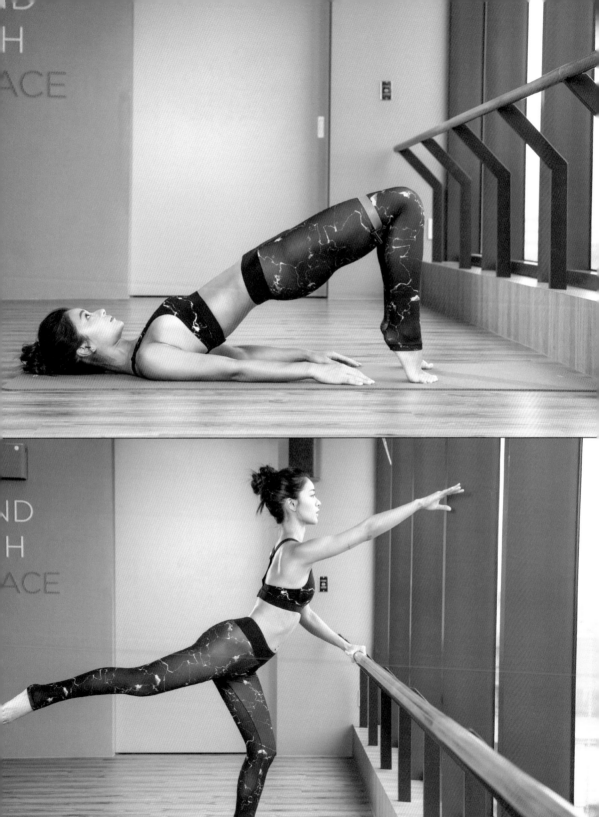

《 練完就能加入馬戲團囉！ 》

空中環

Hoops

以前常在電影中的馬戲團表演裡看到，感覺這是很有挑戰性的運動，當然馬上要去報名玩玩看。

空中環是空中舞蹈中的一項道具，表演者運用身體核心肌群，運用柔軟度、平衡感、肌耐力等技巧上環，想要接觸這項運動，我覺得抗壓性的心理訓練也是必備的，畢竟只要是違反地心引力的運動，核心肌群都要用力個一百萬倍，挫折感是一定會有的。

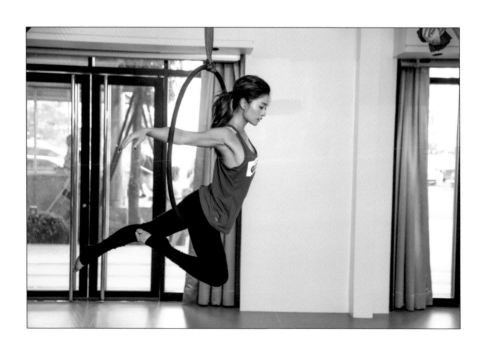

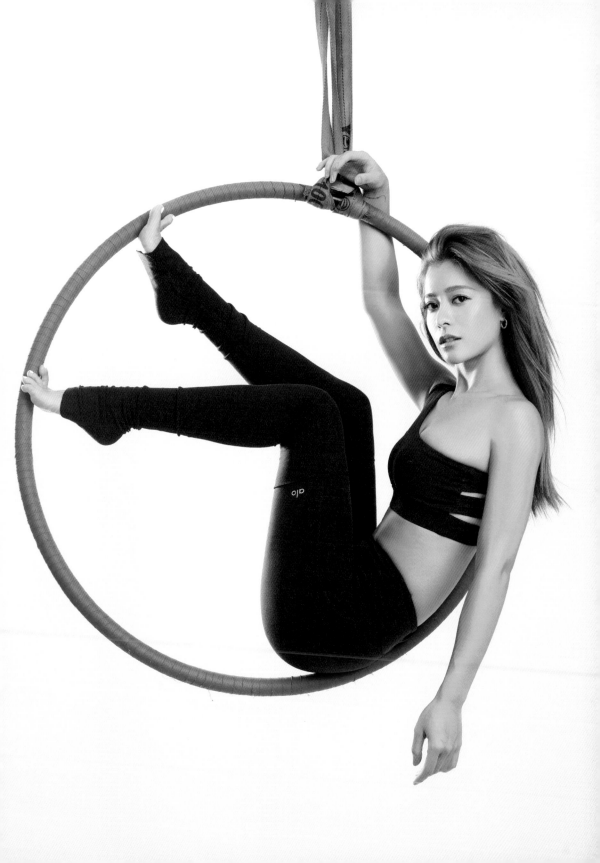

空中環也是力量和美學的結合，它是垂懸在半空中的鋼環，外型類似呼拉圈，可以旋轉、固定，也可以四處像鞦韆一般晃動，舞者會在環內、環外、地面上甚至是環與天花板的交接處表演空中特技。

不想很醜的利用蠻力上環，就必須要持續練習，給自己滿滿的信心，記住每個環節，用身體去記憶每個動作間的關聯性，鋼環硬梆梆的，卻能附和身體的柔軟展現優美和驚喜感，這也是我很喜歡這項運動的地方。

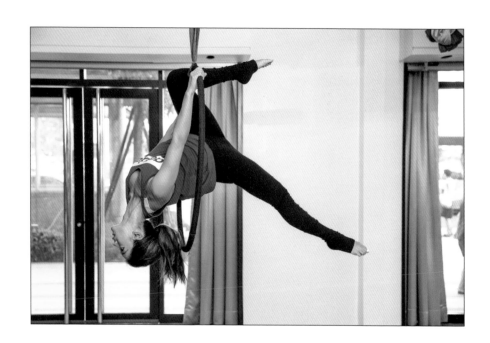

TIPS

上課一定要專心，沒有老師在旁邊不要嘗試高難度動作。

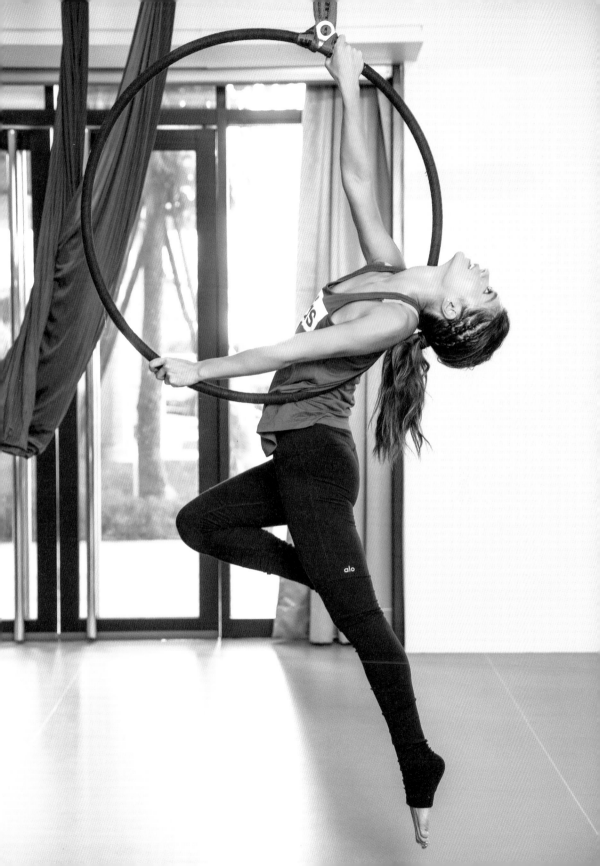

《 調整呼吸節奏，和自己對話 》

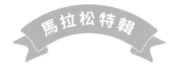

　　每當我感到沮喪、失落或是找不到答案時，第一個念頭就是出門跑步散心，至於要跑幾公里？跑多久？跑快跑慢那都是其次了。2016 年發生很多事，交織出許多珍貴且不可抹滅的回憶，這一年對我來說，跑步成了我放空、釋放情緒的管道，到了 2017 年，我的新目標就是讓跑步成為我的力量，把煩心的事通通甩到身後，一步一步跑出我的動力和助力，雖然跑步不是我的強項，但它終究豐富了我的運動人生，而且是能一直看到進步的那種。

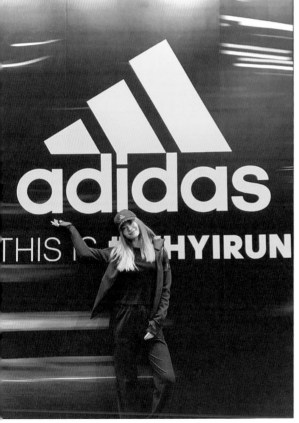
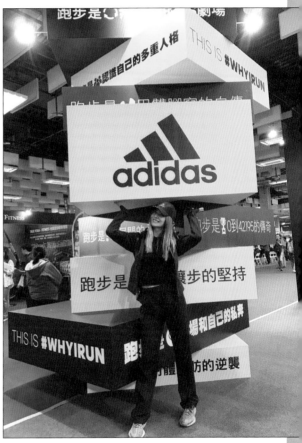

2014.12.21

　　2013 年我參與富邦馬拉松的廣告拍攝，隔年便首次參加富邦馬拉松，現場看到很多很厲害的選手，透過這次賽事也讓我意外挖掘自己隱藏的意志力。

　　那時差不多才跑了兩年，從一開始的亂跑到尋求教練指導，每個禮拜還有固定的體能訓練，一系列精實的訓練下來體力真的有差！除了身體本身要鍛鍊外，意志力這塊就和演戲一樣，當你覺得快撐不下去的時候，內心總會出現另一個聲音，告訴自己還有 5K……還有 2K……這一秒思緒會變得格外清晰、沒有雜念，讓你不顧一切踏出步伐！

　　老實說以前我對跑步沒有太大興趣，因為跑步的過程好無聊，除非沿途有漂亮的風景或其他看點，不然我真的完全跑不下去！當然～如果邊跑邊聽我自己做的專屬歌單，嗨歌慢歌兼具，節奏和歌曲分配妥當，那就又另當別論！

　　之所以會踏上路跑這條不歸路，是因為前兩年朋友們開始瘋跑馬，有一次還拖著我去參加，這才讓我跟著淪陷，哈哈哈！想殺我朋友卻又充滿感激，心情超矛盾。

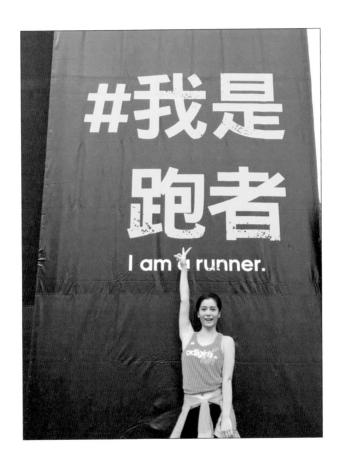

2015.12.20

　　凌晨 3 點半起床填飽肚子，5 點多到現場暖身，等待 6 點開跑，這是我的初半馬，也是第二次的台北馬拉松，之前頂多跑 10 ～ 15 公里就極限了，這次卻要跑 21 公里，現場跑者高漲的情緒讓我既期待又緊張。

　　當天跑到一半出了大太陽，冬日暖陽稍稍緩和了我不安的心情，開跑前幾天，教練陪我練跑和做最後訓練，他建議的「肝醣超補法」好像起了作用，讓我的身體能有效且剛好消耗完所需的能量，全程沒有碰上抽筋或熱量不足等問題。

Act 2　運動才是我的菜

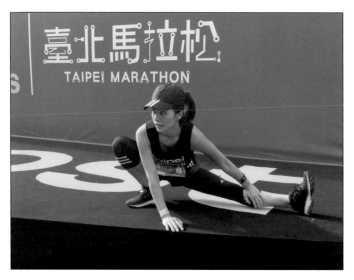

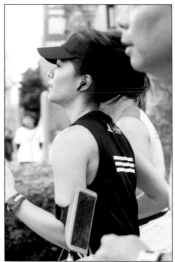

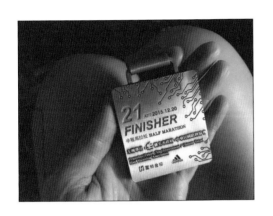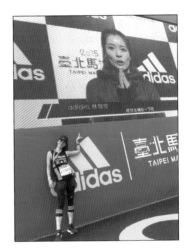

　　我們一路跑過市政府—總統府前圓環—中山北路—美術館前上橋—大直—河堤旁—環東大道—基隆路—市政府，這些平常開車經過的地方，都是「咻」一下就過去了，不會特別留意，像這樣邊跑邊看反而多了一種很 man 的感覺。

　　謝謝 Adidas 的用心準備，也謝謝工作人員和唯三（我的鐵粉們），陪我起了個大早到現場幫我加油，真的超感動～～～完賽後滿臉是汗還有沙的我覺得這次經驗好值得。

Heart filled with good,
in the eyes of the world is beautiful.
好心情好能量，
所有眼裡看到的世界，都是美好的。

2016.12.18

　　這是我第三年挑戰台北馬拉松，途中碰上小插曲，就是在塔悠路的水門被回收，原本心想已經跑到 30K 了，距離比賽時間截止還有一個半小時，剩下的 12K 想在一小時內完成，沒想到因為疏忽了路面管制的時間，所以剩下 10K 的時候，晶片就被搶劫了！不過為了市民的便利和安全著想，還是以大會的規章為主，不要影響用路人的權利啦～

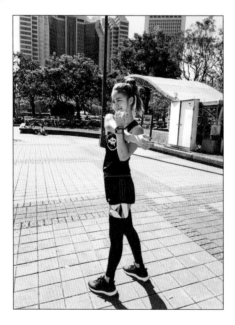

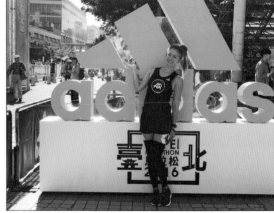

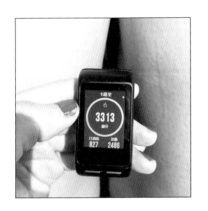

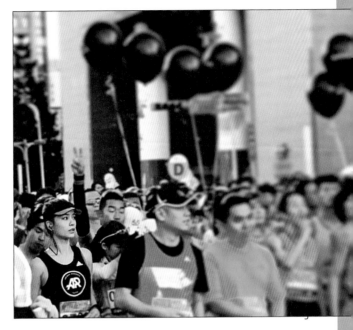

　　從彩虹河濱公園跑到成美橋再折返的這段路程，太陽曬得我把半年份的維生素 D 一次吸收充足（大滿足），同時又燃燒了 3,000 多卡、完成 42,000 多步的步數，有圖有真相（笑）！感謝 Adidas 的所有工作人員，如果少了他們的協助和支持，小女子可能沒那個勇氣參加全馬賽事，感謝他們提供我最好的戰鬥裝備，讓我能專心訓練，好好保護身體。

　　面對馬拉松賽是怎麼準備都還是不夠，本來就沒有人是 100% 完美，我覺得正確的心態和不懈怠的學習才是最重要的，為了參加馬拉松，我上了很多課、爬了很多文，聆聽身邊跑者的建議，積極到河堤練跑，有了這些經驗，真的讓我打從心底欽佩那些厲害的跑者，他們真的是超人。

Act3

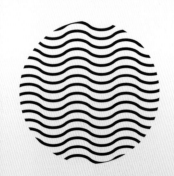

挑戰極限

別人說「不可能」的事都是他們做不到的事，
不被設限，不害怕未知，
只有自己的身體知道極限在哪，
勇敢追逐、隨興嘗試，
把人人相同的 24 小時活得特別精采。

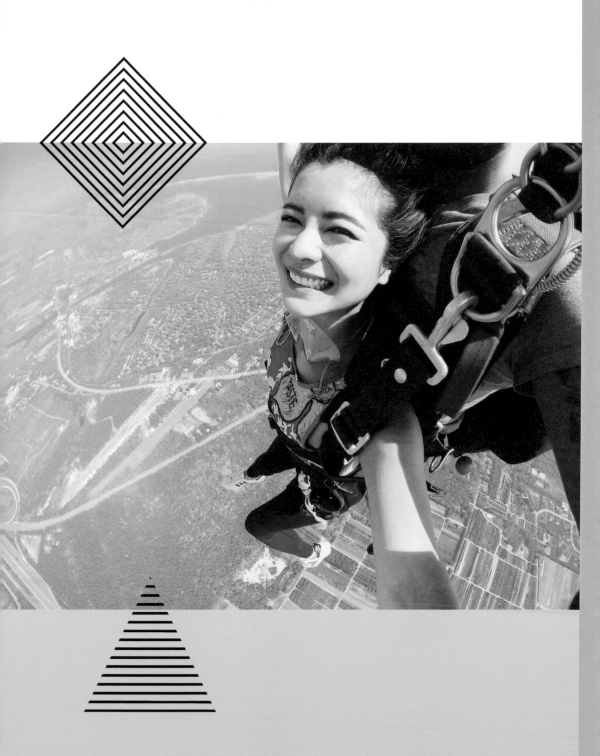

In life, you must learn how to
F.L.Y. [First Love Yourself]
給自己一對翅膀，自由到達任何地方。

Scene 1 挑戰膽量

空中瑜珈

　　2016 年去紐約自助旅行時，我上了一堂很棒的空中瑜珈課，從此愛上這個堪比藝術的運動。

　　教室名稱叫作 Om Factory，那是我第一次和來自不同國家的人一起上課，剛開始有點緊張，怕大家都超強只有我跟不上，後來發現好險我平常都有自主訓練，所以除了某些連貫動作不那麼熟悉外，其他基本動作都還跟得上（苦笑）；除此之外我還發現一件事，當你換個環境專心做一件事時，突然所有英文都聽得懂了！覺得神奇～是說我從小到大都愛學英文啦！

　　以前因為覺得瑜珈動作很慢，不會特別想去接觸瑜珈這項運動，不過就在我嘗試空中瑜珈後，發現自己身體還有很多不足的地方，瑜珈動作蘊含許多身體和心靈層面的訓練與療癒，透過和掛布的連結，讓我體會到空中瑜珈的深度與挑戰。

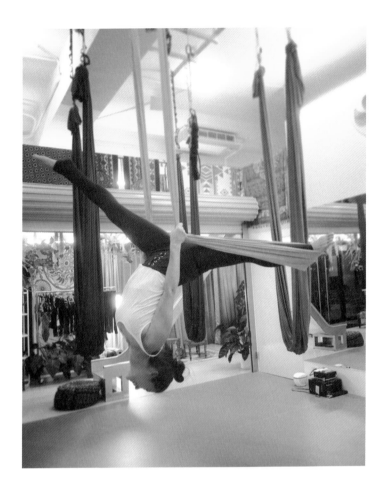

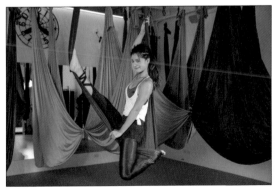

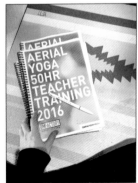

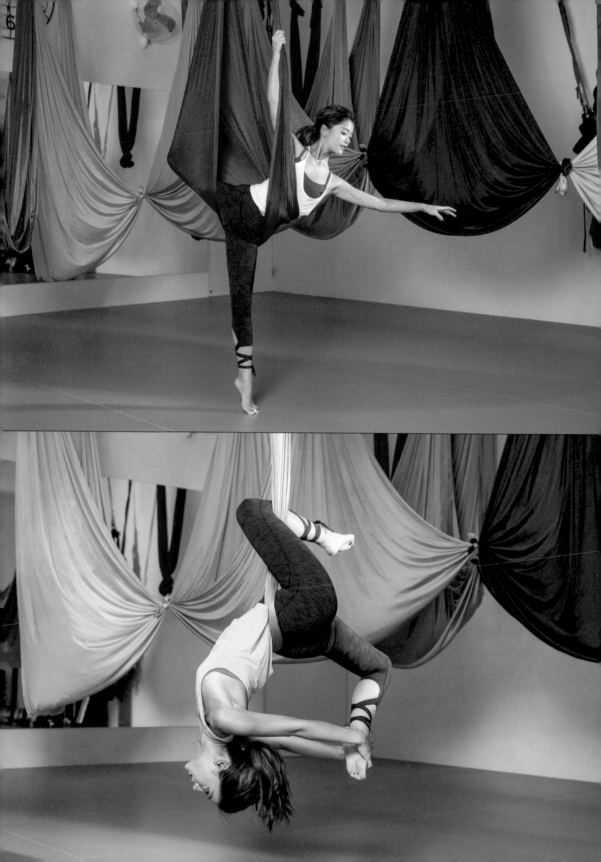

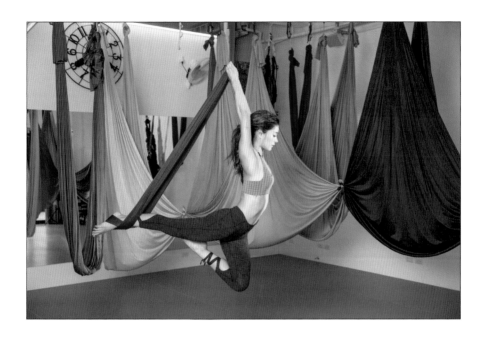

回台灣後，我找到 Om Factory 台北分館並進行一連串課程訓練，克服一開始的重心不穩和內心恐懼，逐漸習慣待在掛布上的奇妙感覺，有上過空瑜的人應該都知道，如果只是想伸展一下肌肉或鍛鍊肌力，當然可以挑簡單的動作做，可是我是一個喜歡冒險和嚐鮮的人，所以上了一陣子入門課程後，就決定要挑戰進階訓練，想都沒想就報名了國際師資培訓班。

空中瑜伽（Aerial Yoga），又稱反重力瑜伽（Anti-gravity Yoga），主要利用懸掛在半空中、垂墜高度至人體腰部或臀部的掛布吊床來支撐身體，藉由與掛布的互動來達到運動效能，我覺得空中瑜珈是一個非常迷人的運動方式。

接觸這項運動遭遇的挫折不會比其他運動少，但如果你想嘗試短暫飛行在空中，或是想對抗自己內心恐懼的人，都非常歡迎你們來體驗這項自由奔放的運動。

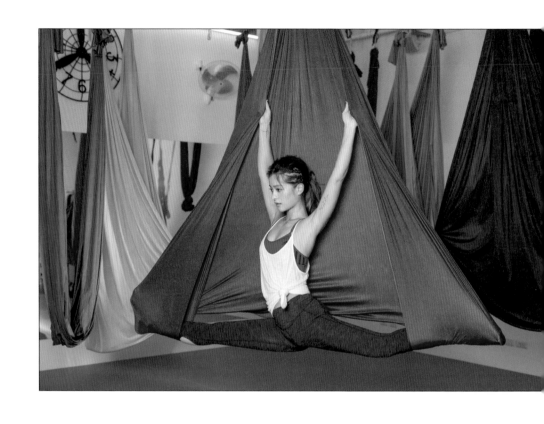

　　接受了一年多的空瑜訓練，除了身體線條與肌力產生變化外，它也是讓我心靈安定的絕佳管道。

　　我的手臂和背明顯變得比以前有力，這幫助我在重訓時能穩住上半身，減少運動傷害的可能；以往我是個很急躁的人，這點也顯現在開車上（笑），只要某天行程滿檔，我就會像火箭一樣衝來衝去，自己也不清楚是在趕幾點的？不過就在我接觸瑜珈之後，心境上有了顯著的變化，每次把自己逼上絕境的時候，身體和腦都會適時告訴我放慢速度、冷靜下來，不要把事情全部擠在一天內做完，應該分類好輕重緩急再一個個依序完成。

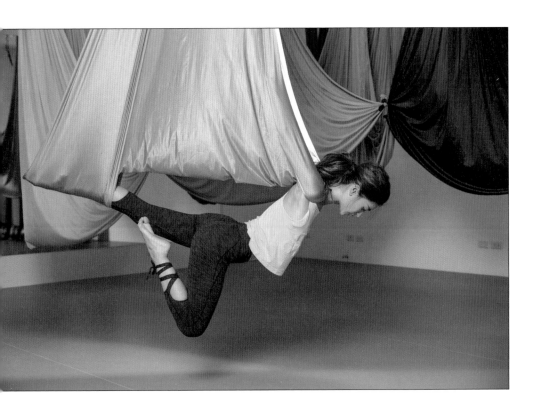

　　很多人會問我空瑜這項運動容易上手嗎？老實說空瑜是任何年齡層都能嘗試的運動，有些人覺得大概要筋開腰軟或有一定舞蹈基礎的人才能上掛布，其實不見得，因為空瑜是可以訓練身體各部位的一種運動。

　　第一堂課你得先跟掛布當朋友，熟悉一下掛布的觸感和伸展性，在上面倒掛是一件很療癒的事情（對我來說啦！），還能順便按摩身體，因為空瑜有很多動作需要用到全身力氣放在同一支點上，所以不管是腰、大腿、小腿、手臂和腋下都可以順便帶到。

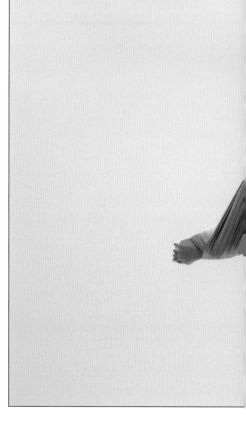

推薦給喜歡嘗試不同運動的朋友，
應該會上癮喔：）

運動能讓我們充份體驗生活、瞭解
自己，我們都會在無形中建立自己的檔
案庫，想要什麼回憶或需要重要資料
時，腦子就會自動分門別類，印出這些
美好燦爛甚至殘破不堪的時刻。腦需要
被訓練，當然身體也是。

我想在自己還能恣意活動時，好好
發揮無限創意和生命的極限，每次只要
一生病，不能像往常一樣安排工作和運
動，總讓我非常、非常沮喪，我想有運
動習慣的人應該都能體會這種說不出的
苦，因為只要一兩天不動，身體就會
開始不聽使喚，肌力下降、心肺功能變
差，或是連貫動作變得遲鈍，對於有強
迫症的我來說，碰到這種時刻，鏡中的
自己怎麼看都不對勁，肉開始鬆了、馬
甲線變淺了、掰掰袖又開始猖狂了！我
能確實感受這些身體上的微小變化，這
就是為什麼我沒辦法讓自己停止運動的
原因。

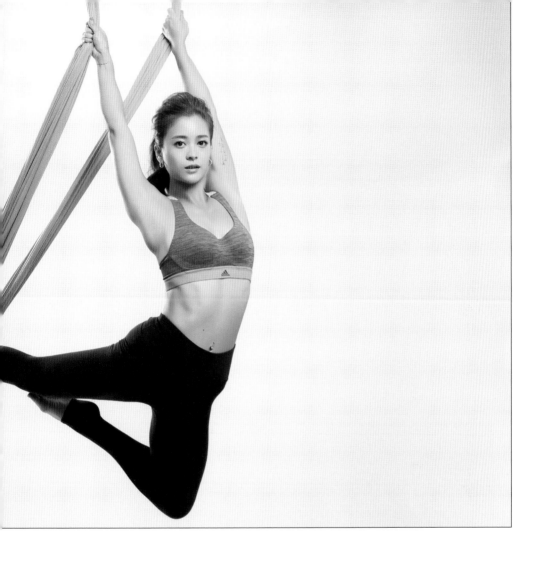

　　強迫症的原因可能也跟我的工作有關,為維持外在的最佳狀態,不太能恣意大吃或常態性熬夜跑趴,做些讓代謝下降的過度放鬆的事,可能會有人想反駁:「哪有這麼誇張～吃有什麼難的!」實際上是真的很難～又不是每個人都有空天天在家水煮食物,或是買一堆新鮮蔬果精心擺盤、打冷壓果汁,每次看到網路上瘋傳的「圖片食物」總會心生感嘆,我應該努力賺錢請人為我量身訂作跟 Victoria's Secret 超模一樣的健康餐,哈哈哈哈～不過現實就是現實,我還是繼續實驗自己、秉持小資女的精神比較實際,稍微精打細算一下還是可以讓自己(跟超模一樣)美美的。

花時間投資自己絕對是值得的，歷經將近 70 小時的訓練，外加不定時的自主練習、每週三的空瑜師資培訓課程，終於在 2017 ／ 03 ／ 12 拿到了證書，這是我人生中第一張出於興趣考取的證照，超感動的！這種感覺跟以前組團發片的興奮感不同，真的很謝謝我美麗的好友兼老師 Shany，遇到頻率相同的人真的可以創造出各種火花，分享運動和舞蹈經驗的同時，更把空瑜和瑜珈融入生活中。身邊有個能彼此監督、享受運動的夥伴是一件很幸福的事，大家趕快揪身邊朋友一起運動吧！既不會無聊，又能幫彼此拍照作紀錄，多好！

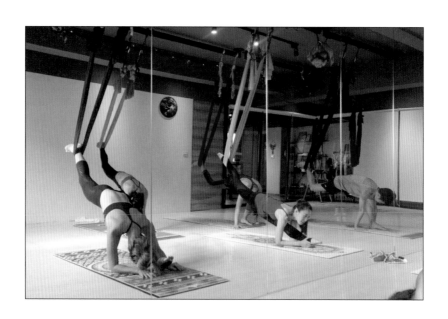

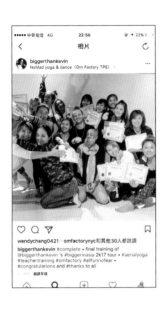

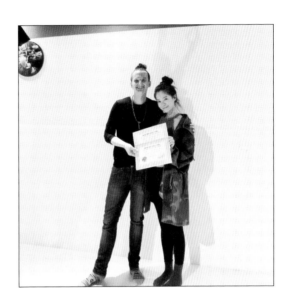

　　師資培訓的過程中，我學到不少觀念和技巧，第一堂課上，
老師就點明要學員「自行決定身體的適應程度和疼痛度」，當然
不是有些許痠痛就要馬上放棄喔，而是要學員覺得有點不對勁或
使不上力時，不要反抗身體的訊號，適時向老師反應。

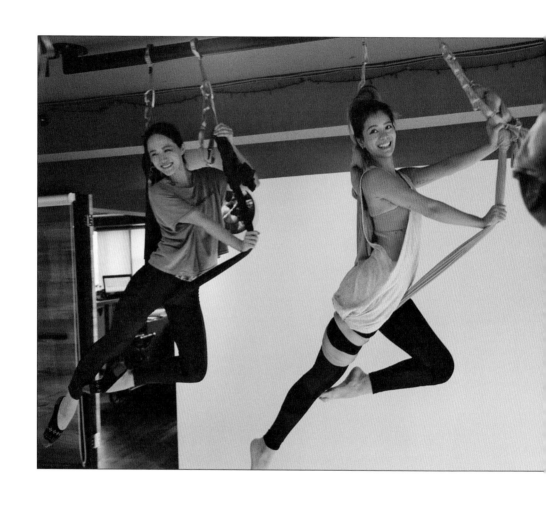

　　「瑜珈和健身是完全相反的運動。」這句話讓我印象很深刻，畢竟有很多人是透過網路媒體看到我熱衷健身而再次認識我，聽老師這麼一說激發了我的好奇心，讓我來精簡一下請教老師的結果：

▲健身旨在對抗身體的惰性，突破自己，不斷強大身心。
▲瑜珈旨在讓身體回到正位，保持身心平衡，用心感受自己的身體。

　　人生常常會碰上極端又衝突的時刻，運動也一樣，在我陸續接觸各種運動後，才發覺沒有一項運動是絕對能做到什麼成效的。

　　接受空瑜師資培訓後，有個環節我認為很重要，想分享給正在教學或即將成為教練的每個人。成為教練除了技巧和教學經驗要夠，也要懂得怎麼跟學生相處，用對方法去指導學生做出每個動作。接受指導的那段時間，老師一直反複強調：「教課時不能自大，在學員面前表現的謙虛，幫助他們找到安全感，保護學員的安危。」我希望自己能做得跟老師一樣標準，一樣完美，下課後總覺得沒什麼自信，好像很多動作都做不好，這種時候如果老師很有耐心，給予學員安心表達的空間，將會是幫助對方重新建立信心和找到安全感的好方法。

　　在學習或教學的當下，老師和學員一定都希望能在短短一小時內和彼此產生很棒的火花，看到每個人滿足的笑容還有汗流浹背的模樣總有一股成就感。

Scene 3　　　

Skydiving & Road Trip

　　故事發生在 2016 ／ 5 ／ 26 那天，當時我和好姊妹在紐約自助旅行，突發奇想搭火車去 Long Island Skydiving Center 跳傘，行程來得很突然，但這個想法其實早就列在我的極限清單上好多年了。

　　抵達現場的時候天氣超好，等待跳傘的興奮感好像親眼見到強尼戴普那樣浮誇，直到櫃檯人員拿出一份很像期末報告的資料要我們仔細填寫（這就是百聞不如一見的生死契約書），另外還要求我們錄影存證，到了這個當下我才驚覺自己即將要跳傘了，腦海中頓時浮現「別鬧啦」的退怯聲音，可是我們都千里迢迢來到這了，硬著頭皮還是前往基地換上裝備，聽現場教練解說登上小飛機和跳下去後的注意事項，然後就這樣英勇地踏上這條飛行之路。

　　小飛機飛上 13,000 英呎後，教練靠著艙門倒數 3 ～ 2 ～還沒 1 我就被推出艙門直直墜落了！！！Fxxx ～我一降落地面馬上轉頭質問教練為什麼這樣弄我，原來他是怕我突然畏懼不敢跳，所以才這樣不按牌理出牌啦！

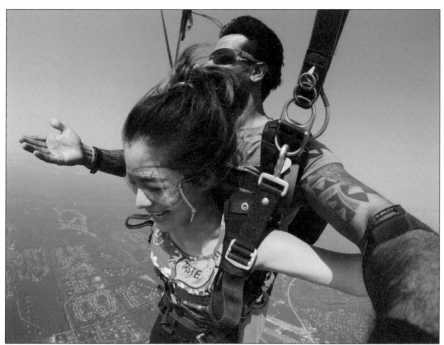

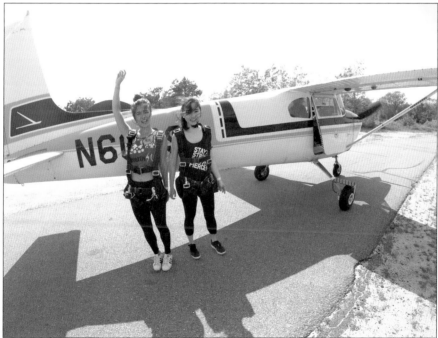

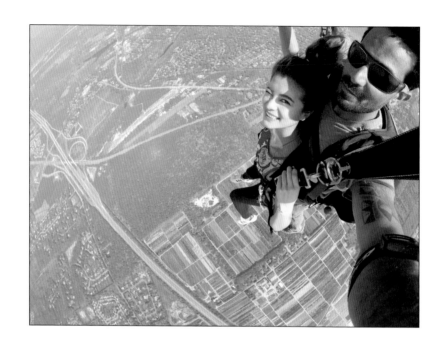

　　噴出小飛機後，馬上體驗到傳說中自由落體的感覺，原來失速的刺激感是會上癮的（當然最大前提仍是安全第一），難怪身邊跳過傘的朋友都想挑戰第二次、第三次。被教練背叛的我放空了好一陣子，就這樣開傘翱翔於一望無際的天空中，讓我瞬間有想哭的衝動，這段飛行除了能飽覽當地美景外，漂浮在空中的不真實感也讓我好感慨，我們其實都渺小到不行，當你用旅行或其他方式認識大地是多　壯麗和不可捉模後，看待自己和周遭一切事物的角度就會不一樣。跳傘真的超好玩！相信和我一樣是射手座的人，一定會跟我一樣愛上這種自由落體的感覺（笑）。

　　世界很大，我們只是宇宙中的小蜉蝣，渺小的我們更該好好生活、好好享受當下，有夢想就不顧一切的嘗試，沒試過怎麼知道自己行不行？

These are the days we won't forget.

這些瘋狂的事讓我大釋放！！！

Sometimes you just gotta lean back and say fuck it.

P.S 跳傘除了需要膽量，還需要有一個很 Man 的教練～哈哈哈哈！

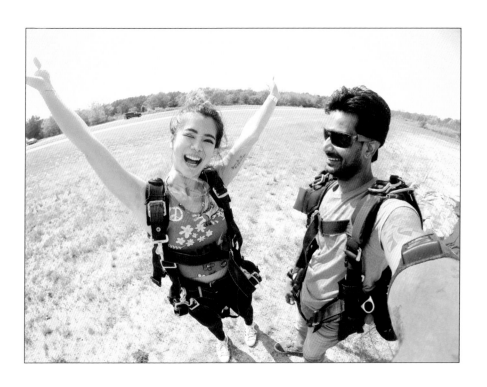

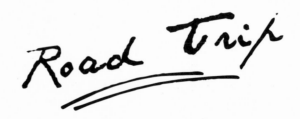

Road Trip

不管長多大，冒險的心永遠都在。

2016 年 3 月，我和好姊妹出發前往美國，展開一段既瘋狂又難忘到不行的探索之旅，為什麼會規劃這趟瘋狂的自助公路旅行呢？一切都要從 3 個月前的一部電影說起。

這 部 電 影 是《THE MOTORCYCLE DIARIES》（中譯：革命前夕的摩托車日記），講述一個因為氣喘不用當兵的平凡醫學院學生，選擇組織游擊隊發起革命，改變人生的方向，成為家喻戶曉的革命家。這樣的內容聽起來好像沒那麼吸引人，但主角遊走、流浪的過程真的既壯麗又殘破，途中因為車子報銷必須徒步、搭便車（我們的旅程也發生很多讓人傻眼的事），以及主角與不同階級的人接觸，詮釋貧富差距的社會現象都讓我很有感觸，但讓我印象最深刻的是，這部片裡再美好的設想都會像大掃除般被現實拂去包裝、灰塵和耐性，顯露讓人無法承受的真實面，結束這段和世界與人性的拉扯旅程後，男主角說：

「我已不再是我，起碼不是相同的我。」這句浪漫又沉重的自白讓我好震撼。

兩個月的放逐自我旅程中，遇到的狀況當然不可能像電影演的那麼悲壯，我沒有偉大的夢想，也不怎麼追求物質生活，我單純希望透過這次的旅行，讓我為自己做點什麼，用辛苦累積的積蓄去完成這趟未知的冒險。

旅行即將結束的前一天，我想到了電影中的一小段獨白：

「你迷失的是什麼？
每個時刻彷彿被分割成了兩半。
為離開老地方而猶豫感傷，
同時又為踏上新的土地再次地澎湃激昂。」

這趟旅程就是一箱無價寶藏，每天早上醒來都是嶄新的一天，不管當天醒來的心情或行程是什麼，回想當時種種還是會鼻酸，多少也會有些遺憾，但我很享受這樣的反省過程，讓我有目標努力，保守這顆好不容易的心。

「世界改變你，你改變世界。」
《摩托日記》

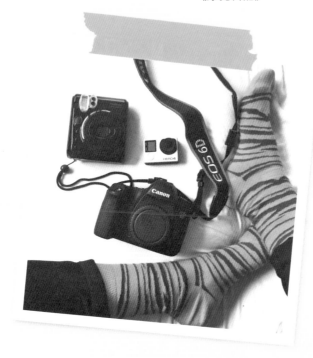

到達紐約的第一天就發生超恐怖的事。

我的行李很多（兩個月的份量），但因為想省錢所以選擇搭地鐵，結果差點找不到住的地方，加上我不小心訂到很詭異的公寓，不過人生嘛～就是要不斷探索和吸收各種正負能量。

第六天開始，因為姐妹有自己的行程，我們只好暫時分開，我用 Airbnb 訂了一間房，幸運遇到好房東、好價位和好環境。我成長的過程中，很少有自己一個人住的時候，所以要我一個人處理生活大小事，最初真的很手忙腳亂！但過一陣子就習慣了（笑），畢竟射手座的人……把我們丟在荒郊野外也能生存下去的。懷抱既期待又怕受傷害的心情，每天回公寓都覺得時間好少，怎麼規劃都不夠詳細。

抵達紐約的第 3 天，時差終於好一點了，也習慣早晚溫差大的天氣，回想第 1 天的地鐵狂奔記、第 2 天的瘋狂導航步行路線，一切感覺陌生又熟悉，之後的每一天，醒來都會以為自己還在台灣！可能是我太想念台灣的美食了哈哈～雖然紐約也超多好吃的，但就是會突然想吃正統乾麵＋蛋花湯啊，現在已經滿習慣這裡的生活步調了，戴上耳機、不理怪人、臉臭快步向前走就對了，有不懂的地方就瘋狂發問不要怕丟臉，因為我都這樣哈哈哈哈！來紐約的第 7 天，一切平安。

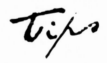

好好存錢，不要讓行程有太多壓力。期待每一天並面對可能失落的時候。

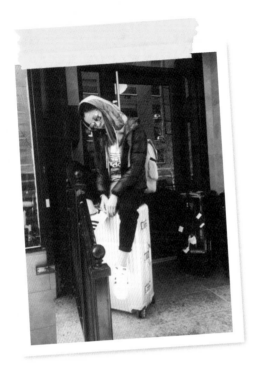

抵達後來一首
「Of Monsters and Men - Dirty Paws」吧!
因為《白日夢想王》認識這首歌,
當 Walter Mitty 終於衝破束縛,
踩著滑板滑行去南下的小鎮時,
Dirty Paws 的節奏響起,
一場華麗的冒險就此拉開序幕。

當你跟我一樣,
選擇在某天啟程航向遠方,
希望你的旅程也充滿奇蹟、充滿發現。

100 萬種生活,
祝福我和你都能過上理想的生活。

2016.03.22

The Metropolitan Museum of Art

上一次到紐約是 5 歲還 6 歲，
記憶裡只有鴿子、楓葉、自由女神、公園
的沙池和熱狗堡，
我的記憶從五歲開始不知道算不算正常？
那時候的視線矮矮的，
最常看到別人的屁股和買菜的提袋，
當然身旁一直都是我媽，
牽著我的手在城市中穿梭。

2016.03.23

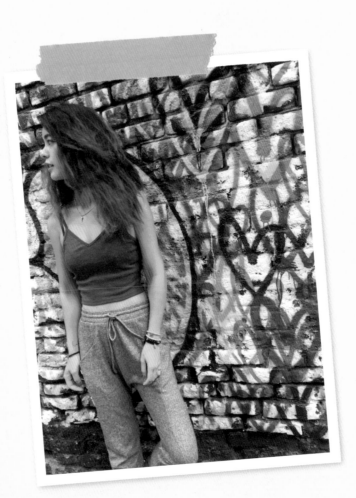

有一點時差，
感覺昏昏沉沉的還有一點冷。

2016.03.24

下午去了中央公園，
一切如早晨般平靜，
想起《When Harry Met Sally》。
（中譯：當哈利遇上莎莉）

生命最好的用途是愛，
表達愛的最好方式是時間，
示愛的最佳時機就是現在。

The best use of life is love.
The best expression of love is time.

2016.03.25

The best time to love is now.

一個人旅行的第一天，
加油：）

早餐 Location：Russ & Daughters
下午茶 Location：Eggloo

來紐約一定要去
MoMA(The Museum of Modern Art)，
恰巧星期五晚上由 UNIQLO 贊助免費入場，
真是太棒了！

用 Andy Warhol、Salvador Dalí、Claude Monet
填滿整個充滿藝術氣息的下午，
雖然只用一天時間其實看不完，
但一個人坐在一樓花園休息時，
就已經開始期待明天了……

P.S Halal Guys 也太好吃！

MoMA MEMBERSHIP
**Use this ticket to receive $10 off
the price of any new membership.**
JOIN TODAY TO RECEIVE BENEFITS INCLUDING:
Free admission all year to MoMA and MoMA PS1
Up to five $5 guest tickets on each visit
10-20% discounts in the MoMA Stores and cafés
Invitations to member previews and early hours
Exclusive online content . . . and much more!

Visit the Member Services desk in the Museum lobby for details.

**UNIQLO
FREE FRIDAY NIGHTS**

General Admission
$0.00

UNIQLO Free Friday Nights
Friday 03/25/2016

ORD 97209316 TID 19814 PRINT March 25, 2016 5.46

The Museum of Modern Art

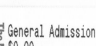

SAVE THIS TICKET TO ENJOY:

FREE ADMISSION TO MoMA PS1
MoMA's contemporary art affiliate, located in
Queens, NY, two subway stops away. Present
this ticket within 14 days of date on ticket for
free admission (not valid during MoMA PS1
events or benefits, including Warm Up). Pick up
a Floor Plan and Guide in the MoMA lobby to
find MoMA PS1 hours and directions.

A DISCOUNT ON MoMA MEMBERSHIP
See back of ticket for details. .

MoMA E-NEWS

Subscribe at **MoMA.org/enews.**

Rockefeller Center

對曼哈頓多了一些瞭解，
這是一個比台北生活步調更快、更緊湊的城市；
紐約有各式各樣的人，
走在路上或在餐廳用餐都覺得來到不同國家，
台灣女生很容易被當成小孩（笑），
但沒關係～
我們超 man 的行徑也是有嚇到老外，
還有好多事情和行程正要啟動，
希望能順～利～完～成～

今日晚餐推薦：Quality Meats （牛排超好吃）

2016.03.27

2016.03.28   9/11 National Memorial

：「你去紐約一定要看一個很酷的表演，
我覺得你會喜歡！」
某位很久沒見的朋友叮嚀我絕對不要錯過。

嗯，真的！
我看了一輩子忘不了的演出——
「Sleep No More」。

2016.03.29

整齣劇就是莎士比亞馬克白的故事，
用各種互動方式呈現，
觀眾也是演員的一部份，
置身於另一個年代的感覺是那麼神秘和迷人。

只要戴上白色面具，
你的場次即將開演，
抱持不知道會發生什麼事的心情、
準備好面對奔跑於各樓層的突發狀況，
不來玩會後悔一輩子之 lucky me 我竟然在這：）

2016.03.30

午餐：Luke's Lobster
喝一杯 Location：Beauty & Essex

2016.03.31

紐約我最喜歡的美術館之一：
紐約惠特尼美術館（Whitney Museum），
每層樓都能瞭望哈德遜河與紐約市，
我喜歡整座建築，
看似一個巨大的工業產物，
運用大量通透的玻璃、
露天陽台和超美的遼望台，

戶外空間也很棒，
走累了隨時可以到外面呼吸新鮮空氣，
看看 High Line 上的各種人事物。

想推薦這間美術館給你們，
這裡的每個角落都努力傳達著融合城市、
最接地氣的生命力。

WHITNEY

Sale Date 3/30/16
Sale # 28131009000

1 ADULT $22.00
3/30/16   3 PM

Payment Type: Mastercard
Amount: $22.00
Card#: XXXXXXXXXXX6828
Authorization: 538874

I agree to pay the above
amount according to the
card issuer agreement

Sign below

X _____

WHITNEY

03/30
3:00 PM

ADULT
$22.00

Apply the cost of your ticket
toward a membership today!

Sale 28131009000

A51796009000

Washington Square Park

人生中多少都會有些不好的事情，

藉此打開你的視野，
讓你看到過往未曾關注過的好事。

譬如說，在餐廳被種族歧視、
坐地鐵東西被偷等等……
就當這些插曲是一種提醒和警告。

遇到這些瞎事後，
我一定會變得臉皮更厚，
還要提高百分之一萬的警覺！
（握拳）

P.S 怒吃一家紐約的刈包店：Baohaus

2016.04.01

一個人的時候能想很多事，
也可以突然想清楚很多事，
旅行除了能看看外面的世界，
也可以看看自己內心的世界。

2016.04.02

今天離開紐約了，
十天的自由行，
我的清單裡列著無數地點，
雖然不一定每項都能達成，
但還是很開心自己完成了十天滿滿的行程。
（當然也要感謝所有朋友）

我應該會很懷念腳走到爛掉的時候，
現在已經抵達 LA，
吃著 IN-N-OUT BURGER。

久違的陽光讓我有點莫名鼻酸，
犒賞自己一餐。
Location：Yakiniku Yazawa Japanese Wagyu

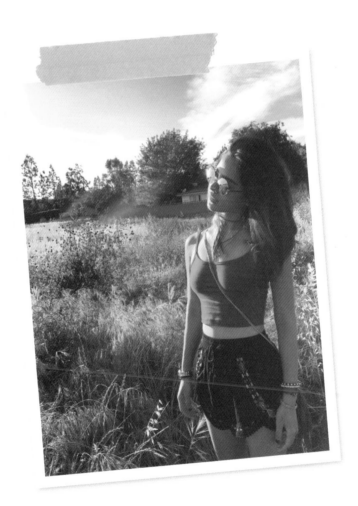

人生第一次現場看 NBA，
Los Angeles Lakers VS Boston Celtics，
終於能體會為什麼男生每次追比賽都會尖叫了，
現場實在是熱血到連我都在莫名尖叫，
這一場是值得紀念的比賽，
有在 follow NBA 的應該會知道：）

2016.04.03

（喔對了！巧遇貝克漢，
但我傻眼不敢過去拍照！哈哈哈）

走在 Santa Monica 的海邊，
手機隨機播放的第一首歌就是
「How Great Is Your Love」，
充滿愛和讚美的字句，
讓我想一直 repeat 到黃昏，
之後去 Venice Beach 散步，
是要浪漫死我嗎？

2016.04.04

今天在 LA 市區走走逛逛，
在台北很少有像這樣的放空行程，
突然覺得很久沒這樣了，
什麼都不要想，

2016.04.05

好好看、好好吃、好好享受陽光和景色。

推薦我喜歡的餐廳：Urth Caffe

God is good!

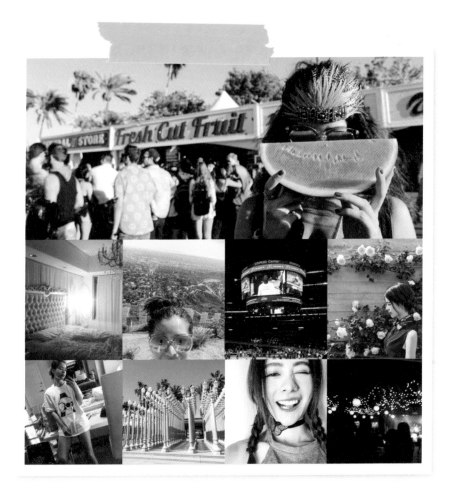

旅行中最愛的行程就是去登山，
俯瞰不同的城市，
感受一天中的天氣變換，
與大自然和平共處，
心中的感動無價。

2016.04.06

「Hollywood Sign 的 Trail」是這次的健行路線，
我們幾個朋友走到要死掉，
太陽超大、塵土飛揚、坡度又超斜，
我自己是覺得超好玩，
但其他人應該想把我殺死（笑）。

晚餐補充蛋白質的好去處：
Mastro's Restaurant-Steakhouse, Beverly Hills

2016.04.08

The Broad，
LA 必去的美術館（太喜歡了馬上加入會員），
當時展出的是
「Infinity Mirror Rooms-The Souls of Millions of
Light Years Away」，

鏡屋裡面只有短短 45 秒，
草間彌生利用無數面鏡子和 LED 燈營造出
「百萬光年外的靈魂」氛圍。

黑暗中數之不盡的星閃，
讓人有種迷失在宇宙中的錯覺，
美得讓人屏息，
頓覺在無盡之中自己有多渺小。

不管事情開始於哪個時刻，
都是對的時刻。

每一件事都正好是在對的時刻開始，
不早也不晚。

2016.04.09

「生命」每天都在為你刻畫不同的故事，
留下滿滿深邃的痕跡。

晚餐：Giorgio Baldi Ristorante

2016.04.10

「The Getty Center」是今日的博物館行程，
整座建築如同一件藝術品，
用 100 多艘從義大利運來的輪船做成，
上面有海洋生物化石的白色大石塊，
光是外觀就很吸引人。

Van Gogh 的鳶尾花（Irises）在館內也可以看到，
無數件收藏品充滿各種故事，
我在其中一棟裡就待了將近兩小時。

剛好看到網路上寫的：
「對於 23 歲即成為百萬富翁的保羅來說，
人生最大的樂趣──
就是瘋狂的收藏古董、
法國精品家具與各類擺設用品。」

P.S 這是全世界最有錢的美術館，
只要付停車費就可以參觀 。

2016.04.11

Malibu Beach 走走
大推海豚餐廳：Moonshadows

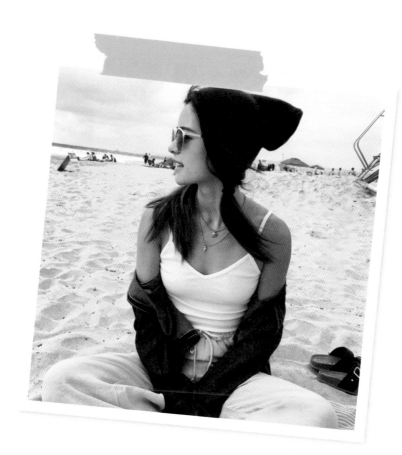

LACMA 是我在洛杉磯最喜歡的美術館之一，
看了雨屋（Rain Room）的展出，
待在裡面玩了好一陣子。

雨屋的設計概念是一間下著雨的屋子，
憑著體溫感應，
站在裡面的人不會被淋濕，
周遭卻不斷下著雨。

幫我拍照和錄影的是一位年輕的黑人女孩，
選她，是因為只有我跟她，
我自己排隊來看（比讚）。

2016.04.12

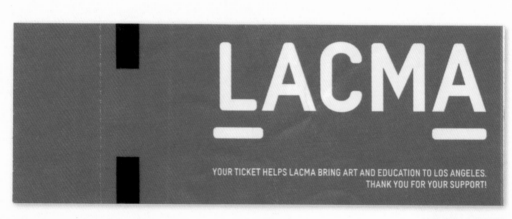

LACMA

YOUR TICKET HELPS LACMA BRING ART AND EDUCATION TO LOS ANGELES.
THANK YOU FOR YOUR SUPPORT!

LACMA　LOS ANGELES COUNTY MUSEUM OF ART

GENERAL ADMISSION

04/12/16　11:00 AM
Tuesday
Free Day
6866111

ADMIT ONE

2016.04.13

「MOCA」現代藝術館，

剛好路過的一個小驚喜，

這裡以收藏 1940 年代以後的藝術品著稱，

當天剛好有小型樂團的室內表演，

配著電子樂（外頭下著難得的雨），

感覺好奇妙。

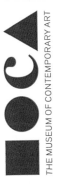

04/07/16

Gen Adm   0.00

Trans 910433   04:43 P

Grand Ave

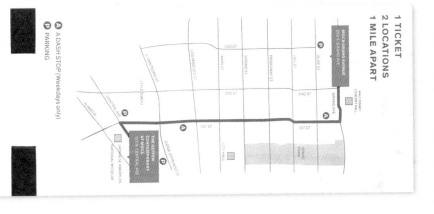

2016.04.14

Behind every beautiful thing,
there has been some kind of pain.

還在學習面對心裡的所有事情，
但每天都有新的收穫和感動。

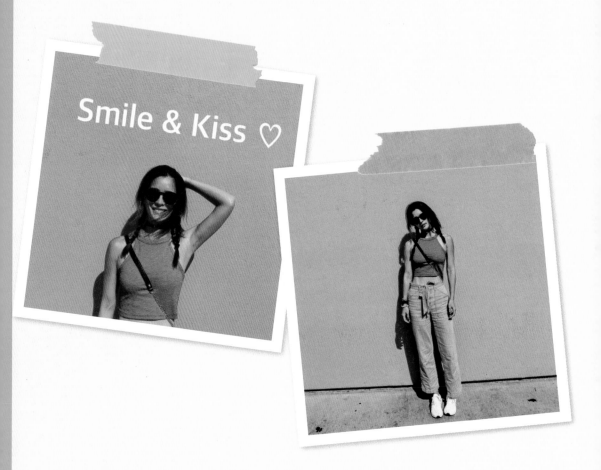

Smile & Kiss ♡

2016.04.15   Six Flags Magic Mountain

2016.04.16

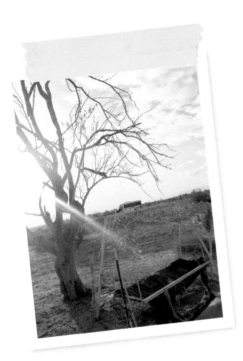

人生中的第一個音樂季，
覺得既新鮮又期待。
之前透過各種社群網站瀏覽過無數次，
這次真的說走就走，
沒在開玩笑的！
來吧！
集結各種音樂、藝術和設計的
Coachella 草地音樂節即將展開～

今天是 Coachella Day 1，
大太陽配一顆大西瓜，
簡直是我的救星！
但我累了（老人感完全在今天出現），
從下午 2 點到晚上 12 點，
邊流汗、邊有氧、邊跟著大聲唱歌，
美好的一天，
好險沒輸給疲倦和肚子餓（大笑）。

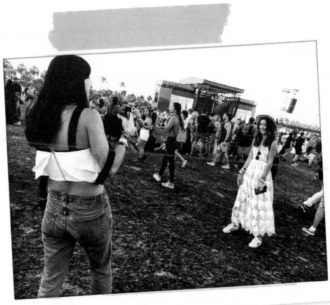

2016.04.17

世界上發生的每件事情，
沒有一件是出於偶然或巧合，
那是我們在這趟未知的生命裡，
必須去面對的、儘管殘忍卻又美好的機會，
結果無非繼續發展或就此結束，
全然的未知。

不強求的永遠來的措手不及。
（覺得生命很奇妙，
每天都充滿各種鳥事和挑戰。）

2016.04.18

新朋友、新挑戰、新體驗、新的國際交流，
心力交瘁的情況下，
我擠出最後一個笑容結束這幾天，
到底要從哪裡說起？

我想，
就從那個偶然的夜晚開始吧！

一個人在飯店裡醒來，
好像睡了好久好久，
有沒有睡飽好像也感覺不太出來。

刷牙洗臉完，
去了健身房，
有點不知道自己在幹嘛，
拿著啞鈴和一條毛巾，
坐在椅子旁發呆了一陣子。

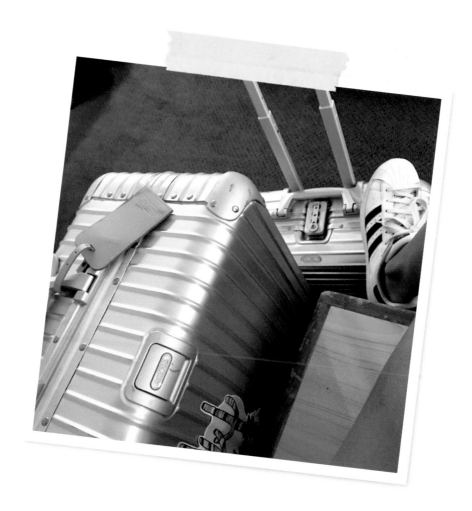

只能說，
不管人在哪，
身體和心靈還是要持續動起來。

近期真心覺得有效的運動能幫助身心平衡！
（因為昨日太荒唐所以今日決定找回動力和
抽離一天的魂魄）

什麼叫不無聊的人生？
我想，

就是一直學習……一直學習……
當快樂被生活雜事取代，
唯有智慧和生存本能可以讓你渡過難關。

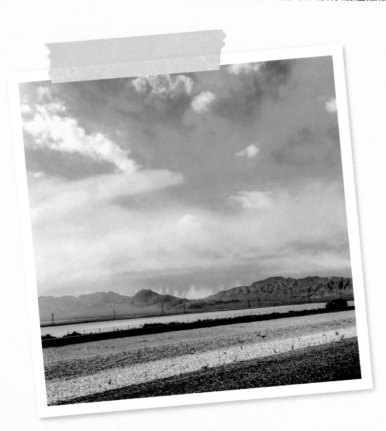

2016.04.22

公路旅行出發第一天，
收拾好行李，
駕車開往 San Diego。

抵達 La Jolla Cliffs，看夕陽超美的地方。

To: Me & Myself
突然覺得
我們並不遠
因為
我們仰望的是同一片天空
呼吸的是同樣的空氣
感受的是同樣的寒冷和炎熱

喜歡享受陽光多過於躲在陰暗中
喜歡自由自在的日子多過於被牢牢限制規範
喜歡冒險探索各種土地多過於安逸原地打轉
喜歡悄悄進行小驚喜多過於直接給予在眼前

2016.04.23

可能時間
有時會讓人糊塗
但還是期待
那個短暫交會的時候

人生不長不短
往前走一步
我們就又少了一次擁抱的機會
世界很美
你也是

來登登看 potato chip 很有名的
「Mt Woodson Trail」,
爬到底的薯片石(potato chip rock),
其實是 San Diego 以東,
Mountain Woodson 山頂上的一塊石頭,
一開始沿 Lake Poway 走,
從簡單到難完全體現在這趟行程中。

這是一段非常不容易的爬山路徑,
中途看到很多人折返,
但越這樣就越想走到底,
看看到底能有多累(強迫症)。

晚餐推薦:Phil's BBQ

2016.04.24

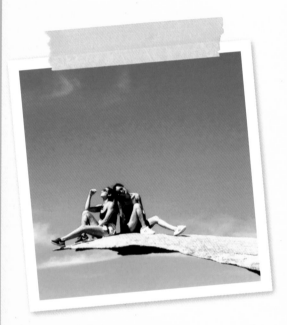

運動和工作以外的我,
其實想要的很簡單。

所以我讓自己做了最想要的決定。

LIFE TIP: DO YOU.

2016.04.25

今天開到 Las Vegas。

有些人會在你生命中的各種時期出現，
但你卻從未注意到；
也有些人會在你的旅途中突然出現，
而你卻驚慌失措並因此錯過。

所有事情都是一個試驗，
當你沒通過、沒準備好接招，
關卡就會不停的出現，
不停考驗你的智慧和能力，
直到你能放下。

2016.04.26

能大氣的擁抱捨得，
能勇敢的面對失去，
每當我想認輸放棄時，
我都會這樣想。

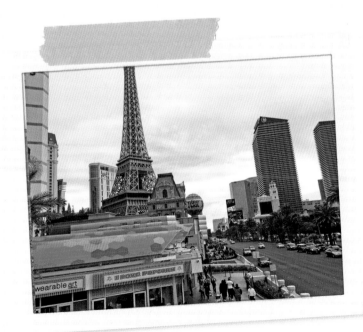

第六站：錫安國家公園（Zion National Park）
紅黃褐色的納瓦荷砂岩，
經過大自然多年的琢磨與雕塑，
呈現出多彩的岩壁，
險峻巨大的峽谷中，
有著溪流與翠綠稀疏的林木（搭配好天氣真幸運）。

來這邊主要就是 Hiking，
官網上的 hiking trail 實在太多了，
不知道要走哪條時，
就直接走最有名的 Angel's Landing。
（所需時間 4 小時，難度：高）

2016.04.27

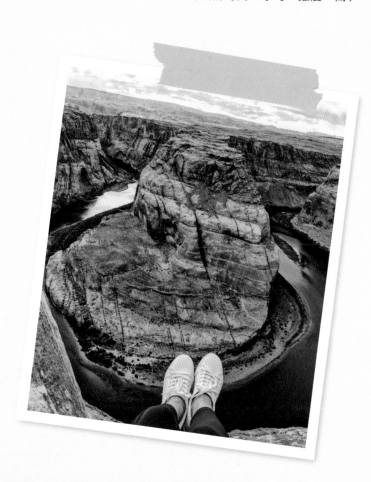

下山後前往第七站：蹄鐵灣（Horseshoe Bend），
屬於 Glen Canyon 的一部分，
是一個不收費的景點，
遠處的大地只有幾道小裂縫，
當你站到懸崖邊上，
蹄鐵灣的全貌才會呈現在你眼前。
（親臨此處真的會被大自然的鬼斧神工嚇到）

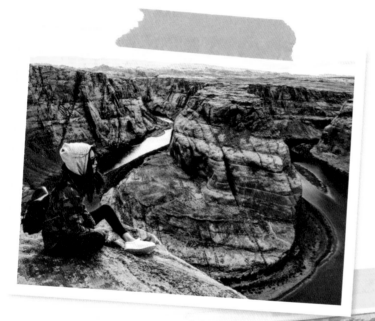

2016.04.28

第八站：羚羊峽谷（Antelope Canyon）
砂岩經年累月受到暴雨和季風的侵蝕形成狹窄的通道，
美的地方在於洪水沖刷的細紋與光影的變化，
走進羚羊谷就像進入外星世界，
感覺身處異次元空間，
陶醉在岩石光影的奇幻旅程中。

P.S 進入羚羊谷需要事先預約，整點為一梯次。

2016.04.29

第九站：大峽谷國家公園（Grand Canyon National Park）
由於時間關係只停留兩個點：
Yaki Point 和 Desert View Watchtower，
在這些景觀面前覺得自己好渺小，
沒什麼比原始景觀更讓人震撼的。

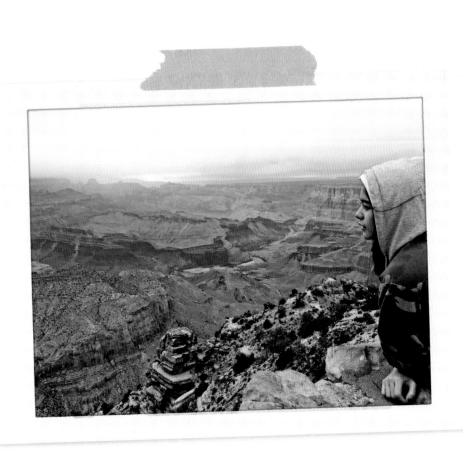

第十站：救贖山（Salvation Mountain）

這幾天最期待的景點，

這個超大型裝置藝術是一位 80 多歲幾

乎全盲的藝術家 Leonard Knight 用乾泥磚、

乾草和枯樹打造出來的，

這是一座屬於神的樂園，

在一片荒蕪的沙漠，

突然出現一座繽紛的小山丘，

上面寫滿讚揚耶穌的字句。

我們在這裡停留了一陣子，

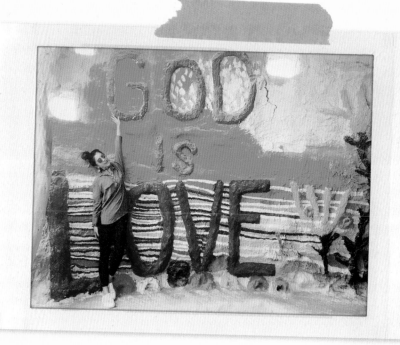

因為信仰和工作結識我的好姐妹並開始這趟公路旅行，
一切盡在不言中，
我們每天一起禱告、分享所有事情，
不管接下來的路會怎麼走，
我一定會堅守我的崗位並依循指引，
充滿信心地往前：）

「我每天都在默想上帝，
並希望透過我的手使人知道耶穌愛每一個人。」
-Leonard Knight

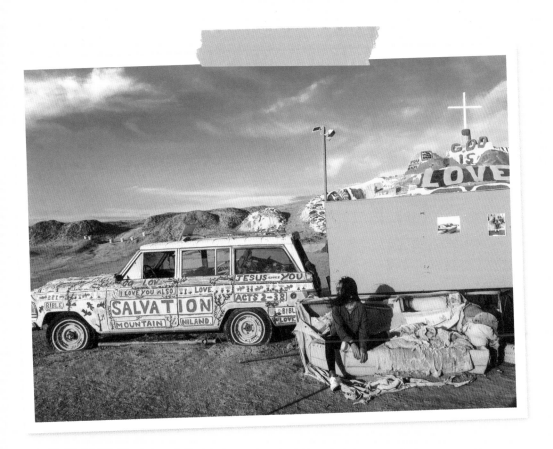

2016.04.30

這次出國旅行有很多體悟和感觸，
我想把每個值得紀念的時刻全都蒐集起來，
把握當下不顧一切的往前衝，
把握健健康康的時候踏在每吋土地上，
把握還有熱情追求夢想的時候。

每天真的都不容易，
所以更要好好珍惜。

今天去書店翻到的一句話：

「Life is crazy. We chase what we can't have,
and run away from what we desire the most…」

2016.05.01

生活有時候很瘋狂，
我們追逐那些無法擁有的，

放棄那些我們最需要的。

（嗯……人生啊 ~~~~~~~~~~~~~）

P.S Happy Birthday to my dear Rima Z:)

拉古納海灘（Laguna Beach）

旅途中總會發生許多突發狀況，
讓人瞬間湧出各種感受和想法，
解決一個又一個難題，
就覺得自己又更 man、更強大了。
（哥已經慢慢可以 take 各種情緒和壓力了）

2016.05.02

自助旅行的第 41 天，
身心俱疲，
但還是享受每分每秒的驚喜時刻。

過程中充滿太多瘋狂和精彩的回憶，
想好好收藏起來，
Btw 公路旅行實在太有趣，
之後再慢慢跟大家分享。

對，
今天的我狀態很不好，
對著窗外天空禱告了一陣子。

Have you ever just cried because you are YOU?

嗯我有，
就是現在。

第十四站：優勝美地國家公園
（Yosemite National Park）

我覺得這裡就是仙境，
一路上的風景和天氣變化很奇妙，
開到接近山頂時，
冰雪尚未融化，
頂端還能看到積雪，
下山時卻又出大太陽，
看到鹿在樹林裡奔馳。

最喜歡的一站是 Glacier Point，
是優勝美地裡最壯觀的景點之一。

繼續開車前往 San Francisco，
開到市區時已經晚上 8 點了，
好險有朋友收留我們。

先去睡了，
晚安。

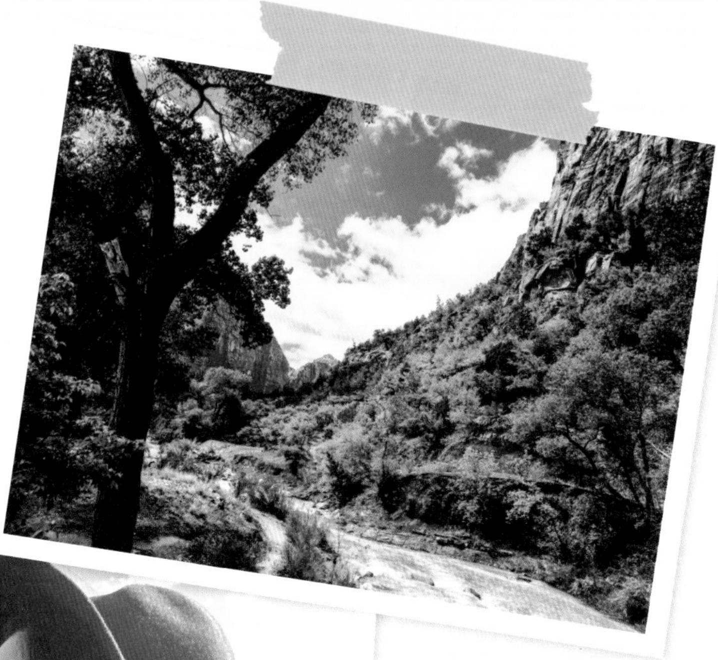

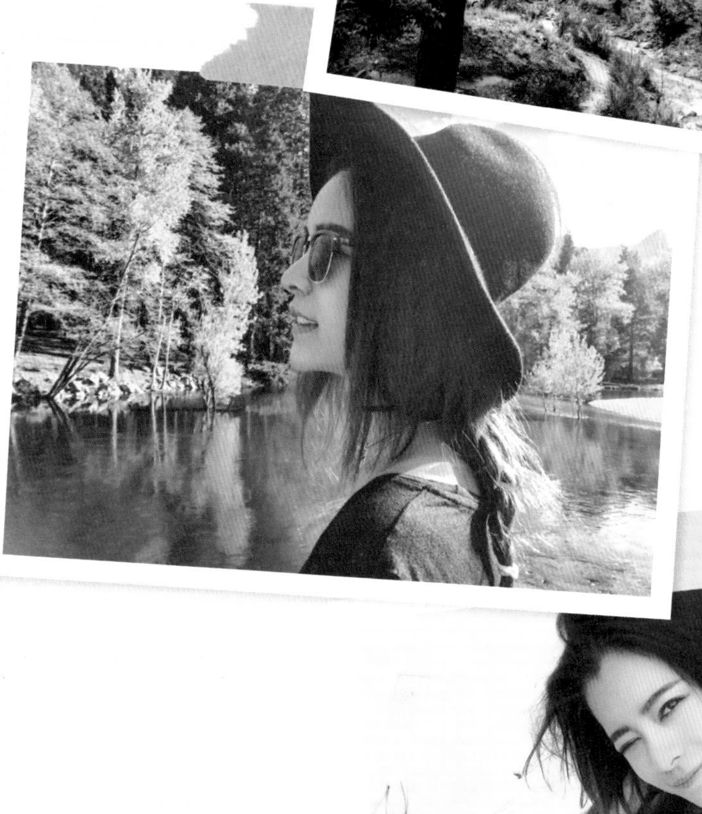

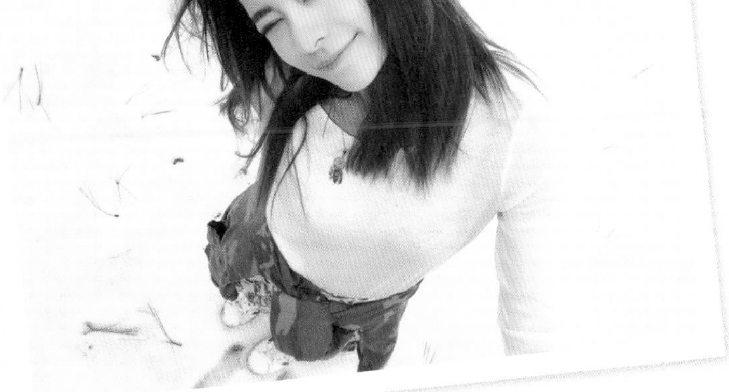

2016.05.05

舊金山的第一站是去「Google」參觀，
這裡集結了全世界的人才，
不同國家的工作者在園區裡穿梭，
有種迷你世界的即視感，
喜歡騎他們的單車在裡面亂逛，
園區真的太大了。

P.S 公司裡面的餐廳好豐富，
想得到的食物應有盡有，
難怪朋友在裡面工作的很開心（笑）。

第二站：舊金山金門大橋（Golden Gate Bridge）

風好大！
趁著冷死之前拍幾張美美的觀光客照片！

2016.05.06 回到《Going the Distance》
（中譯：真愛零距離）裡的場景，
我造訪的景點多半來自於愛情片，
習慣就好！（微笑）

傍晚推薦餐廳：Coqueta

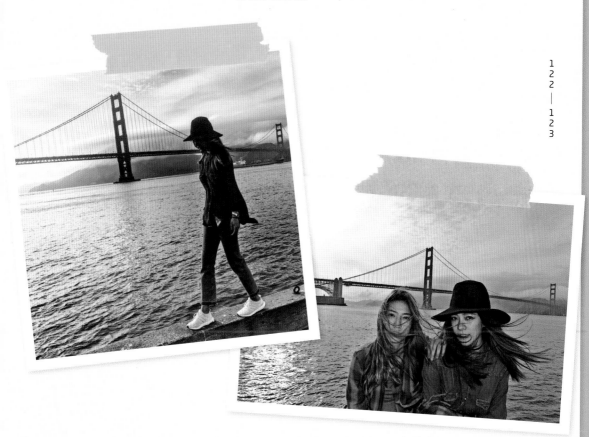

Be bold. Be brave. Be courageous.

Joshua 1:9

把多點勇敢留給不夠果斷的當下。

2016.05.07

我們環繞在各種愛裡，
也沉溺在被愛的思緒中，
但永遠都不要忘記保護心裡那一片純真自然的綠地。

喝一杯 Location：Novela

2016.05.08

要這樣自助旅行兩個月不是很容易，
需要認真工作存錢，需要很強壯的身體，
需要很巨大的勇氣，需要拿得起放得下，
需要一個愛你的信仰，需要很即時的小幸運，
需要不顧一切的想法，需要天時地利人和的出現，
需要有各地也愛旅行的朋友，
需要有隔天起床看到自己滿臉痘痘的強壯心臟，
需要有理智的頭腦加上有時不理智的選擇，
需要在公路旅行之中瘋狂開車的穩定技術，
需要面對可能會被自己的突發奇想打敗的時候，
需要有吃不飽睡不好或情緒不好的心理準備，
也需要有肯定自己、保護自己和放開自己的精神。

一路上發生了很多大大小小、奇奇怪怪的事，
不經一事不長一智實在太符合這趟旅行的精神，
對我來說，
這趟預計 60 天的旅程（尚未完成）不僅滋養了我的心靈，
也看到了世界的精采和美好。

很開心在 25 歲的時候，

可以用雙腳雙眼去體會這個星球的一部分，

每天不管是晴是雨，

所有溫度和感受都比平常還要敏銳，

這也表示平常的自己沒有好好放下心裡的壓力，

沒有好好對待和喜歡最原本的自己，

那個奔放和無限自由的自己。

目前還在探索冒險中，

希望接下來有更多故事能和大家分享，

這趟自助旅行的過程中，有非常多朋友私訊給我，

希望知道我們的路線 ，行程規劃和要準備什麼，

（但說真的有時隨意的行程也超好玩）

只能告訴大家我真的超隨性～

（除了有時會旅行恐慌症發作外其他都很好）

Morning & Goodnight

2016.05.09

感謝我的粉絲 Catherine，
由於她誠心邀請，
我參觀了世界排名前三的工作聖地「Airbnb」，
這也是我在舊金山的第五站。

每個辦公室和會議室還有休息室都是不同風情，
在裡面上班絕對可以發揮各種創意和想法，
遊走在彷彿環遊世界的小房間和裝置藝術裡。

之前看網路文章討論 Airbnb 的環境，
就覺得怎麼可能有這種辦公室，
結果今天來一探究竟，
天啊！
真的跟網路影片一模一樣，
太幸福了吧！
（有養狗的人可以帶毛小孩來上班，
走廊上竟然提供水和狗食！）

餐廳的部分也很國際化，
聽說會因應各種節日或特定活動變換菜色和菜單，
也會定時請各國厲害的主廚來幫員工做菜，
光是啤酒區就有十種以上的選擇吧！
（員工可以好好吃飯應該就會好好上班吧，哈哈！）

能在這裡工作真的是滿值得炫耀的事。
（喂～～～～～）

第六站：Pace Art + technology
Teamlab Living Digital Space and Future Parks

成立 15 年的日本 teamLab 團隊，
集結藝術家、工程師、CG 動畫師、數學家、
建築師與網頁設計師，
大玩跨領域創意，
透過多種呈現方式突破傳統藝術品的框架。

我喜歡 Flowers and People
（不為所控卻能共生－－度時如年），
整個展間被綻放的花朵圍繞，
腳步會不自覺慢下來，
還有最後的經典作品水晶宇宙〈Crystal Universe〉，
數萬顆 LED 隨著 4D 視覺技術舞動，
彷彿走進宇宙入口，
掉進絢麗的銀河之中，
讓人捨不得離開。

今日的收獲就是：
「藝術，不再只是用眼睛觀看，
而是用自己的創作加入其中，
成為互動藝術的一部分。」

2016.05.10

昨天偶然在電視上看了一部電影，
《Hector and the Search for Happiness》，
中文片名是《尋找快樂的十五種方法》。

其中有一句話特別有感觸：

「Avoiding unhappiness
is not the road to happiness.」
避免不快樂，不是快樂。
Yes,
我們都有快樂的義務。

P.S 今天我又再次回到了紐約：）

喝一杯 Location：Apotheke

2016.05.11

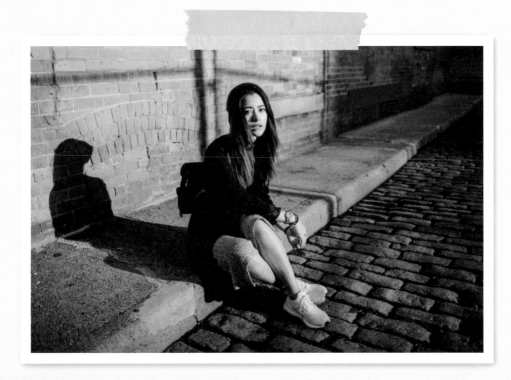

2016.05.12
Brooklyn Bride Park
East River State Park

2016.05.13
Williamsburg NYC

Franklin D . Roosevelt Four Freedoms Park

謝謝我的身體，
支持我踏上我的冒險之旅。

2016.05.14

出外旅行最怕的就是感冒生病或意外，
規劃一趟旅程時，
最重要的是保有健康的身體，
其餘就是靠運氣、體力和腦力了。

2016.05.15

Williamsburg Bridge
Long Island City

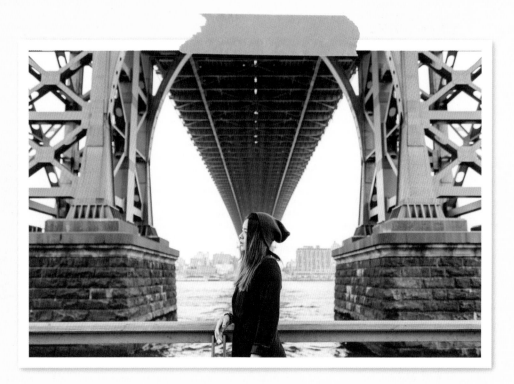

2016/05/16
Soho Downtown Manhattan

上了一堂 SLT（維秘模特兒訓練的教室）開的課，
天啊！
真的是運動人的天堂。

傍晚來杯白酒和生蠔。
Location：Maison Premiere

2016.05.16

2016.05.17

咖啡廳：Toby's Estate Brooklyn
下午茶：Two Hands
越南菜 Bunker Vietnamese

2016.05.18

Bushwick Brooklyn 塗鴉街區
Brooklyn heights Boardwalk 黃昏散步

宇宙萬物都互相連結著，
能相遇就是一種緣份，
太！神！奇！了！

2016.05.19

Pratt Institute

跳出框框外才知道自己的潛力所在和不足的地方，
每個人都需要勇敢向前，
並且赤裸的好好檢視自己，
是你一個人走在這條未知的路上，
誰又能說你不可以？

2016.05.20

Yoga to the People

The High Line, Chelsea, NYC

How much of human life is lost in waiting?
這句話是昨天和朋友們在公寓裡討論的，
很有趣也很殘酷，
除了睡覺，
人生有一半的時間都是在等待。

所以，我不想等了。

2016.05.21

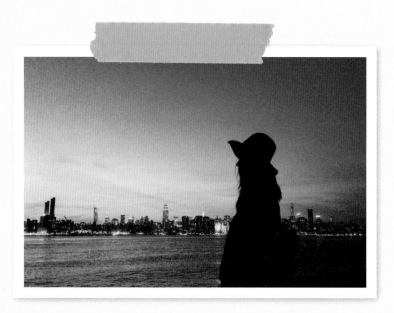

Brooklyn Museum

其實我不知道自己是否準備好回台灣，
兩個月的自助 + 公路旅行，
很多人以為我搬來美國了，
很多人覺得我瘋了，
邊學、邊看、邊體驗，
確實讓我獲得許多金錢無法衡量的經驗。

2016.05.22

途中難免有低落、無助的時候，
也有讓我難忘、熱血沸騰的時候，
回想起來這裡之前，
為自己存了一筆能在國外勉強溫飽的錢，
真的執行起來甚至覺得不夠用，
但就是一股衝動。

一個心裡想很久的念頭，
覺得沒來試試怎麼知道自己不可以？
就這樣向公司請了兩個月的假，
拖著兩箱裝著慌張與期待的行李，
莫名其妙地出發了。

今天是第 62 天，
尚未完成真正想做的（35%），
但我更喜歡自己一點，
也更勇敢堅持做自己的態度。
（我其實很黑暗的，必須逼迫自己正面正面再正面）

一路上的禱告　都聽到了，
除了感謝還夾雜了好多感動。
Thank You Jesus.

2016.05.23　Freemans

2016.05.24　Union Square Park
抹茶控 Location：Harney & Sons SoHo

2016.05.25

早午餐：Mud Coffee

喝一杯 Location：Sake Bar Decibel

THIS
IS
YOUR
RECEIPT
AND IS
NOT
A
TICKET
FOR
TRAVEL

Long Island Rail Road

Station # 9012　PennStation

Sold Tickets   Amount
R/T Peak/Off Peak $32.50
R/T Peak/Off Peak $32.50

Total Amount $25.00

Payment: Credit $25.00

Long Island Rail Road...
                         aoine your use
TSM ID #   1292
Transaction #   862818
Card #   ############2473
Date / Time   05/25/16 11:14

2016.05.26

Long island Skydiving Center

初次跳傘就獻給紐約了。

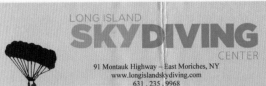

LONG ISLAND
SKYDIVING
CENTER

91 Montauk Highway – East Moriches, NY
www.longislandskydiving.com
631 . 235 . 9968

In Recognition for Achievement Hereby Awards this Certificate of

Tandem Freefall Skydive
Lin Lyla

Who, on the 25th day of May in the year 2016, did embark on a most
fantastic journey. Exiting high above the ground from an airplane in flight, casting fate to the
wind and falling free. Descent was slowed and continued by parachute until landing
safely, reunited with the Earth. This amazing leap of faith and courage is hereby
recognized and acknowledged by the undersigned official representing the United States
Parachute Association and skydivers worldwide with sincere admiration.

May you always enjoy blue skies above, and may your landings be forever soft.

Aish Awesome
D-32902

2016.05.27　China Town

2016.05.28　厲害的 Pizza：Artichoke Basille's Pizza -
　　　　　　 East Village, NYC

2016.05.30　Life is too short to wake up in the
　　　　　　 morning with regrets.

　　　　　　 想念每個時刻。

這些筆記和手機裡的備忘錄讓我足足整理了一個禮拜，
總覺得時間過好快，一眨眼已經一年了，
這些回憶絕對都是永存心中的美好故事。

用生命陪伴彼此，是上天給我們最美的禮物。

勇敢和堅強地告訴每個人：
「愛不在於朝夕相伴，而是應能風雨同舟。」

現在，
把最好的，

給願意一起冒險的你 / 妳：)

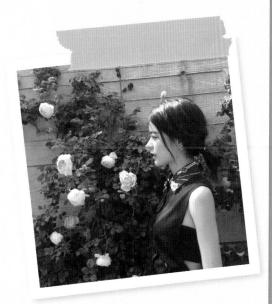

You never know how strong you are
until being strong is the only choice you.

Scene 2　　極限體能

斯巴達障礙賽

讓我先來說明一下這個「硬漢級賽事」！

　　高雄旗津海灘於 2017 年 5 月 20 日上午舉辦了一場「Spartan Race」斯巴達障礙跑，創立靈感來自於"美國海豹突擊隊"斯巴達式的魔鬼訓練，賽事中許多障礙項目更由美國軍方參與設計，完全比照軍事訓練等級，在全球體育界具有極高知名度，所有障礙物皆由國外引進，賽道規模亦按照國際規範處理，原汁原味落地高雄旗津。參賽人數超過 4800 人，參賽者興致高昂，不怕吃苦，不怕全身都是泥巴，挑戰自己的不可能。此一比賽獲得高雄市政府大力支持，市政府並首次開放「貝殼博物館」旁的海韻露營區讓民眾可近距離看到斯巴達賽事，可稱得上是「搖滾、搖滾、再搖滾區」，機會相當難得。圍觀的民眾表示，斯巴達障礙跑活動十分熱血，就算沒報名賽事也沒關係，近距離觀看也很刺激。賽事地點的旗津場具有山勢起伏與沙灘，增加了天然與人工障礙賽難度；此次台灣亦入圍亞太錦標系列參賽國家之一，同時該賽事也申請通過，將成為 2020 年日本東京奧運項目之一，顯現斯巴達障礙跑獲得全球運動界的肯定，充分展現出其擁有高度專業性。此舉不但創下體育賽事的重要里程碑，斯巴達的參賽者將成為首度以外卡身分成為奧運競賽的選手。------ 引用自官方報導。

Ok！這場國際級的賽事根本就是「自虐型」比賽，也可說是「戰士型」的比賽啦，之所以會跟這場賽事牽上線，真的是因為一個超級無敵霹靂巧合的時刻。

2016 年我無意間在 instagram 上滑到 Spartan Race 的官方帳號，點閱了無數影片，實在太吸引人了！爬繩、鑽鐵網、跳火坑，我體內的冒險血液瞬間沸騰！當晚睡覺前滑手機，又在 Facebook 滑到比賽要正式辦在台灣，隔天馬上傳訊息給經紀人，自告奮勇說要參加這個比賽，跟經紀人喬時間（哈哈哈整個人很積極！）沒想到劇情突然神逆轉，經紀人回覆我：「妹妹，你知道你有可能成為斯巴達賽事的台灣活動大使嗎？」天啊！真的假的，別鬧了！才想說要去報名，結果耶穌直接讓我衝一波到賽事現場耶！我超級興奮又非常緊張，好糾結的情緒啊！一心希望能順利完賽，畢竟這是一場只有耳聞沒有親眼見過的比賽，實在太讓我熱血沸騰了。

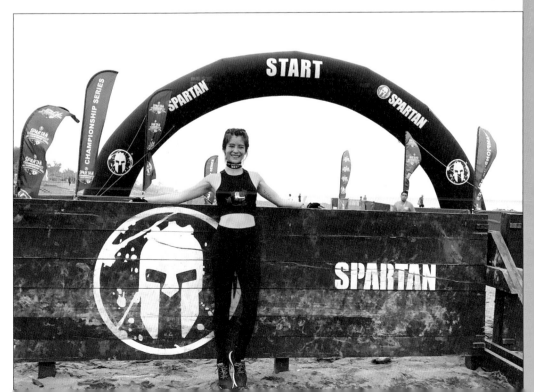

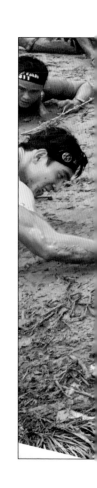

後續的籌備包括雜誌推廣拍攝、加強重點訓練課程、讓人想求饒叫媽媽的肌耐力操練，真的把我逼到極限了！當時距離比賽還有兩個多月，除了接受一連串訓練、飲食控制、調整身體之外，也要兼顧其他原本排定的工作（包括這本書），每天行程都被塞得滿滿滿，這大概是我近期訓練最密集的期間了。肌肉變壯是一定的，那陣子出席活動真的很怕不小心揮到旁邊的媽斗明星，他們應該會馬上送醫院吧，哈哈哈！準備這麼多，接下來就是等待賽事到來的那天了。

「原來這就是吃土的感覺」，這是我比完賽的最大感想。

早上 10 點出發，11 點 40 分左右完成賽事，總共花費 1 小時 40 分鐘，完成 6km 20 個軍事等級的障礙關卡，我對完成 12km 的勇士們表達最高敬意，我這個新兵能完成 6km 就非常開心了！

讓我印象最深刻的關卡是要下泥巴水潛過高牆底下的坑道，爬上岸全身上下都是泥巴水和沙子的那關。之前我就看過這個關卡，有很多女生會猶豫很久，到底要不要憋氣下去？我自己是覺得猶豫越久就越不敢往前，跟跳傘一樣，絕對不要讓自己有機會多想任何一秒鐘，這個過泥水的關卡是 20 關裡的前 5 關，讓參賽者在一開始就接受前所未有的震撼教育，也激發我想繼續挑戰後面關卡的好奇心。

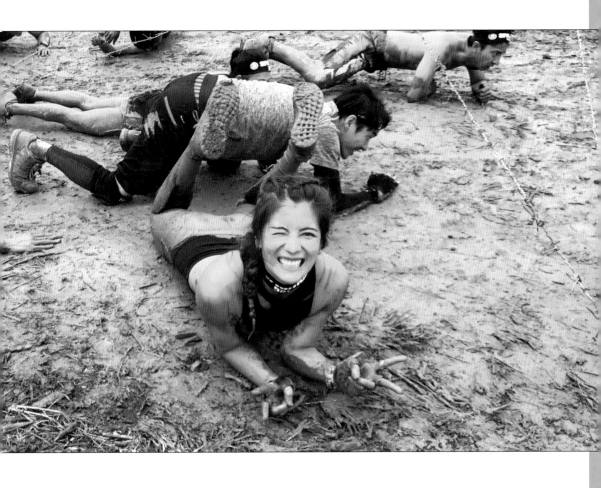

　　完賽後反而覺得過挖坑泥巴水道最輕鬆，因為天氣熱，泡在水裡很舒服，其他關卡包括匍匐前進過鐵絲網、各種看傻眼的壯觀單槓、攀岩、扛石頭桶、扛沙袋、射靶、爬高牆、爬繩索還有搬鐵球的關卡！說到「搬鐵球」這關，我體會到人生最崩潰也不過如此～

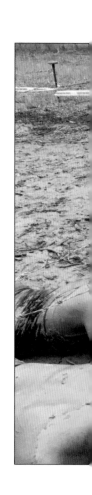

到站後看到很多人呆站在鐵球旁不知如何是好，當下就覺得不妙，鐵球八成重到驚為天人！輪到我的時候，就在我蹲下去把球搬起來的那秒，我徹底失控了，那顆紅色鐵球應該有兩個人的體重，真的不誇張，我當下好想宣布放棄啊！髒話衝出口後，我死命地把球抱到大腿上方，用下盤的力量輔助，以蹲走的方式龜速前進並折返，一開始聽到旁邊的人說要記得折返時，我差點失手把他滅口！可想而知，男生拿的黑色鐵球比女生的重那麼多，應該更想直接去角落剝皮跳吧（Burpee 跳，闖關失敗都必須在旁邊的懲罰區跳 30 個才能進入下一關）。

「麻繩拉沙袋置頂端」的關卡也很特別，這是要用「方法」才能比別人輕鬆、快速將 40kg 沙袋拉到最頂端的項目，訣竅在於運用自己的體重，往後躺、單腳踩住前方的鐵欄杆維持平衡，才能快速又不費力地完成關卡（我的 instagram:@_____ lyla_____ 有賽事影片），後來關主還來我的影片下方留言，說我真的太 men 了，唉！沒辦法，擔任賽事活動大使，怎麼可以丟臉哈哈哈。

參賽者就這樣一路踩著「噗嘰噗嘰」的泡水鞋翻山越嶺，跑過山丘、樹林和海岸，隊伍之間都會不斷的精神喊話，我身邊的猛男們（健體男模真的是飽受女性同胞愛戴）不斷鼓勵我，「一定可以做的到的 men men ～」我發現團體賽除了互相幫助度過難關，更是一種安全感的存在，碰上再崎嶇的路型和障礙物，都會因為彼此的陪伴而萌生強大的勇氣。我想「勇者無懼」應該多少也能解讀成各路勇者共享疼痛而無所畏懼吧？

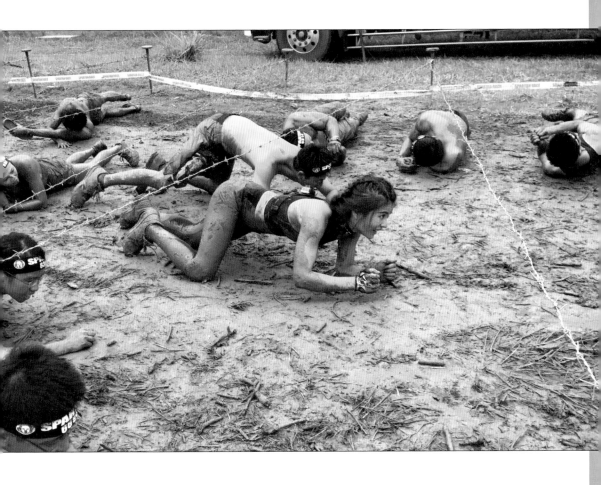

　　比賽過程中不乏受傷、抽筋的參賽選手，這次我很幸運只有手指破皮，手臂和雙腳淤青，加上輕微曬傷（笑），認真覺得斯巴達障礙跑比一般馬拉松還要好玩許多，因為關卡都是第一次看到，賽前無法先行體驗關卡，所以會考驗參賽者的智力與體力，也許有很多人透過我的社群平台看到了當天的賽事側拍，我無法逐一說明每個關卡的難易度，因為每個人的極限都不一樣，但整體來說，Spartan Race 就是一個測試自己體能極限的檢測型賽事，尤其是間歇運動這類大量消耗肌耐力、體力的訓練絕對不能少，真的是讓人又愛又恨的極限運動。

　　5 月 20 日當天，很多人在路上、網路上放閃的同時，我選擇認真扮演一日「斯巴達勇士」，很榮幸能代言這個國際賽事，不管是規格或關卡，都看得出來主辦單位的細心規劃與用心搭建，希望當天的參賽者都有被榨乾的感覺，回家後我也深刻體會要花 3 小時洗澡、洗衣服的痛苦！

　　我喜歡嘗試「其他人沒做過，也沒想到要做的事」，這是我到處冒險的動力，在這段說長不長、說短不短的人生裡，自由探索世界的每個角落，享受大自然的奧秘，還有上帝給我們的難題和美麗的果實，用健康的身體和心態去完成生命的未知關卡。如果我沒有參加這次的 Spartan Race，我可能不會發現體能上還有這麼多需要加強的地方，心態上卻又看到自己其實具有解決眼前艱難任務的能力。

　　沒有開始，你怎麼知道自己的極限在哪？旁邊的人說不可能，就真的不可能嗎？沒有跌倒過、傷痕累累過，怎麼能體會痊癒後的感覺？

　　每個人都會有負能量爆棚的時候，我也有負能量啊～小時候當練習生覺得自己什麼都不會，沒有自信，青少年時期組的女子團體被迫解散，第一次演戲被嚇壞，懷疑自己得了輕微憂鬱症，又或是第一次被媒體當作焦點、箭靶，我也曾怪罪這個世界不公平，但是透過運動總會把我拉回來，面對生活中太多不可控制的因素，我只能好好要求自己，努力創造許多無法被取代和複製的時刻，人生這條路就算真的卡關了，只要勇於嘗試，都會是最美好的一次瘋狂自助旅行。

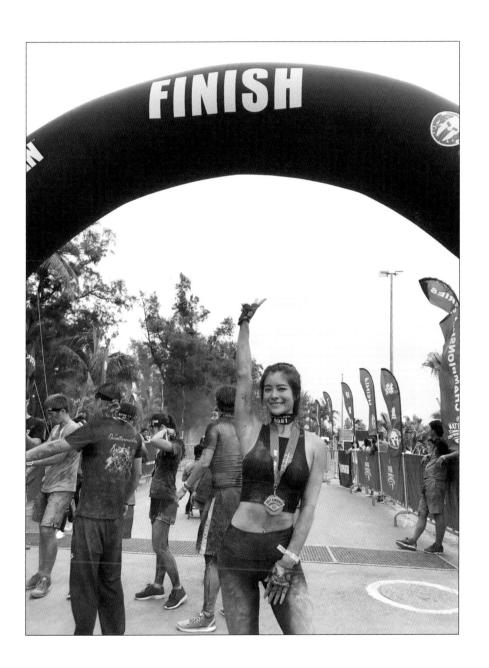

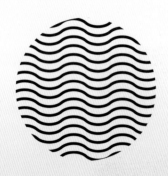

Act4

吃出好心情

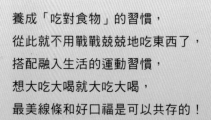

養成「吃對食物」的習慣，
從此就不用戰戰兢兢地吃東西了，
搭配融入生活的運動習慣，
想大吃大喝就大吃大喝，
最美線條和好口福是可以共存的！

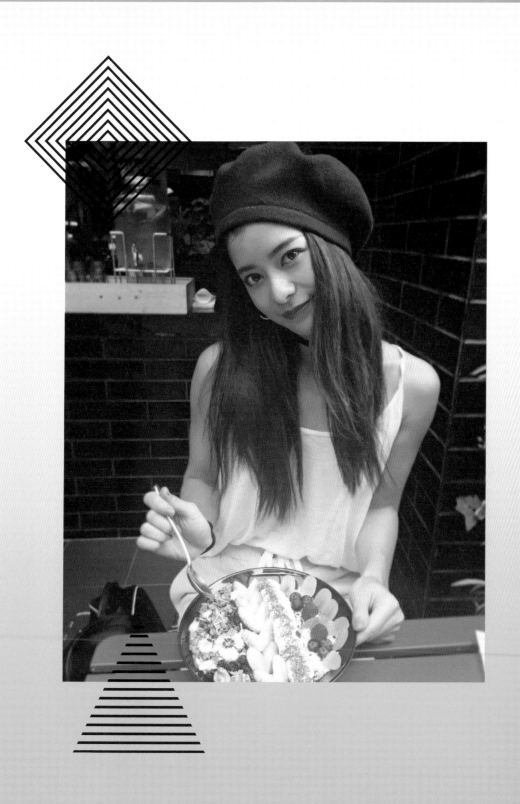

攝取充足的水分

　　說真的運動不難，「吃」才是最難的，要花時間準備健康便當真的是要人命！像我這種不會煮飯的人其實有個好處，就是我們會認命地吃「食物本人」，反正也不太會拿捏調味料，淋上柴魚醬油或撒個黑胡椒感覺就完成一道菜了，哈哈哈！水煮食物和便利包對手殘的我來說真的是一大福音，然後多喝水才不會水腫（不能少也不能多），好好吃飯、好好運動，身體運作順暢了，其他機能才會跟進。

　　我有去找營養師討論過，後來對「怎麼吃」產生了新的想法，最好每餐都兼顧到青菜、肉與澱粉，餐與餐之間餓的時候，切記不要補充含糖量太高的水果或無糖優格。教練常說的「晚餐要戒澱粉」，其實不是叫你完全不要吃，而是要做到三餐適量攝取，女生如果長期不吃澱粉，除了臉會蠟黃，經期也會變得不規律，畢竟碳水化合物是人體動力的重要來源，所以老師建議三餐一定要有一個正常碗大小的糙米飯（比較好）、烏龍麵（白麵）、或少量馬鈴薯、地瓜、南瓜和蓮藕擇一。

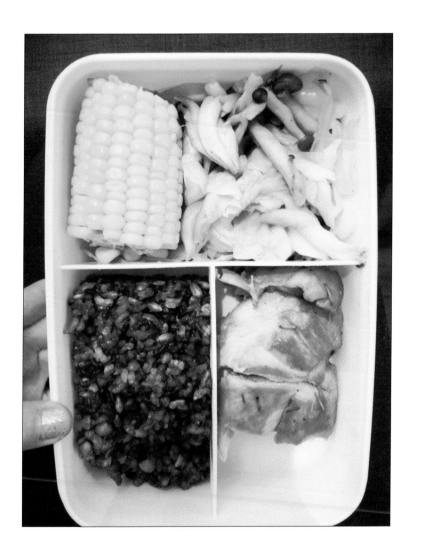

每個人的基礎代謝和消耗量都不同，想要「增肌減脂」的朋友最忌諱吃太少～吃太少的定義不是叫你大吃特吃，想吃什麼就吃什麼，而是以不挨餓、吃得乾淨、營養為主。

少油少鹽、少炸物、少甜食、少喝飲料、少碰酒精，攝取足夠的水份增加代謝，多運動增加肌肉量燃燒卡洛里，多睡點覺不熬夜，身體循環好就不容易水腫。

以上重點說起來簡單事實上卻很難！不過沒有試一次、沒有好好研究一番，是絕不可能有什麼超級身材的。「規律作息」對我來說是最困難的環節，但真的習慣之後，整個人的氣色、精神、膚質和思緒都會 level up ！這些好處應該多少都能成為懶人們的微小動力吧？

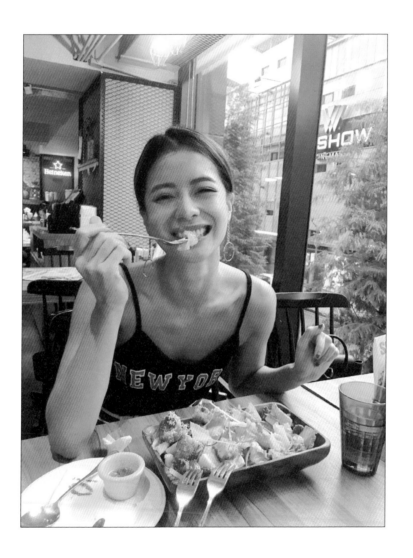

Scene 2

運動前 & 運動後要吃什麼？

說到運動要怎麼吃，小女子也是匯集了一些教練和健身達人們的建議和實際體驗後，才覺得吃東西真的是一件非常重要和有訣竅的事。

運動、健身前 30 分鐘至 1 小時（視個人消化程度而定），應攝取適量碳水化合物，「香蕉」會是不錯的選擇，穀物麵包、御飯糰或麥片配牛奶都可以，適度補充熱量可以防止抽筋，絕對不要餓肚子去運動，傷身又傷神。

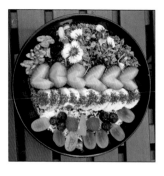
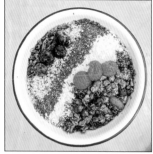

運動後 30 分鐘應補充蛋白質食物，幫助修補肌肉組織，雞胸肉、魚肉、牛肉、茶葉蛋或水煮蛋兩顆、無糖豆漿一罐，運動後少了這個步驟，就算每天運動還是練不出強壯肌肉的；另外，運動前後一定要補充水份，如果運動強度較高、大量排汗，則應適量補充電解質。

　　維生素 C 和維生素 E 也是很好的小幫手。維生素 C 高的食物，如柑橘類水果、奇異果、芭樂、蘋果也該多攝取；維生素 E 像是堅果類，攝取手掌大小的量對身體也會很有幫助。

　　「吃」這門學問真的是說比做容易，但是真的要持之以恆才能看到成效，堅持住才能換得好線條。運動人的共同話題絕對是怎麼「增肌減脂」，我看過一篇文章，它指出：「人類身體裡有超過 600 塊肌肉，佔全身重量的 30% ～ 50%，從肌肉每天的使用方式決定肌肉量的多寡。」例如搬運工人的肌肉量就明顯多於室內辦公的人。

　　以前教練跟我提過，肌肉承受適當的阻力與拉伸力量，肌肉纖維就會產生細微的損傷，藉由損傷、修復的循環才能真正增加肌肉。由於多數人的日常活動強度不足，因此無法刺激新的肌肉生長，所以進行適當強度的肌力與肌耐力訓練，像是游泳、健走、爬山、騎單車……等，不僅能保持我們的肌肉健康，還有助於增進體能與維持理想體重。

Scene 3

週期性放縱

　　長期進行體能活動，如果沒有適當的營養和休息，身體將無法修復受損的肌肉，所以偶爾的小放縱有助於身心修復唷！要攝取充足的熱量必須兼顧碳水化合物、蛋白質與脂肪，其實每一餐還是可以吃很飽，我懂吃不飽的心情，感覺很差！其中又以蛋白質最為重要，它能加速修復受損傷的肌肉，整個修復過程必須要在休息的狀態才能充分發揮，特別是「睡眠」時段，這個看似稀鬆平常的習慣，對運動的人來說格外重要。

　　「規律的放縱讓健美這條路更長」，維持好心情的方法有很多種，享用美食、小酌一番、旅行、在家耍廢一整天、逛街購物等等，不管你用的是哪一種方式，一個禮拜可以給自己一天飲食放縱日，我個人是一個月三次，然後給自己一天時間隨心所欲，想幹嘛就幹嘛，其他五天都要堅持住健康的作息和飲食。我的瘦身原則很人性化，除非遇上工作或非瘦不可的時候才會拼命，不過如果平常就有維持住好體態和氣色，遇到重要時刻就不至於要進行激烈的減肥手段囉！

Life is 10% what happens to us and 90% how we react to it.

　　生活中的難題雖然不免讓我迷惘，但換個想法和心情，失去或放不下的最後都歸於同一路。屬於自己的跑不掉，不該擁有的就讓時間帶走吧！先幫我帶走脂肪，謝謝～顧好體態這麼難，誰還有時間在意那些討人厭的小事啊，對吧？

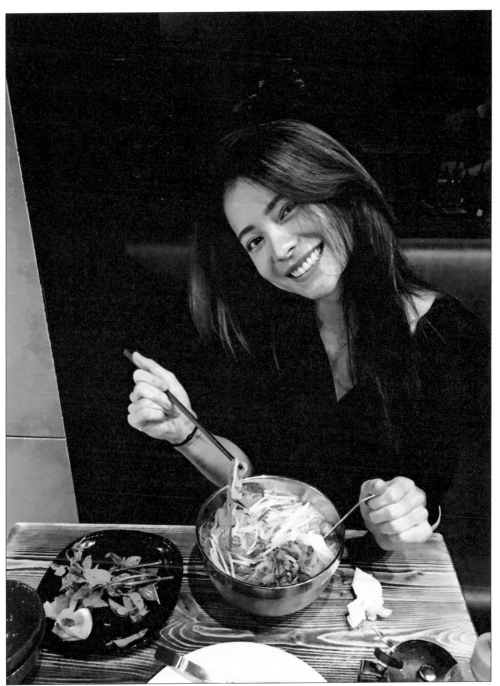

Scene 4
最佳比例的迷思

　　既然無法控制先天基因，就自己打造最佳比例。

　　女孩多少都會嚮往 Victoria's Secret 的超模身材，但是先天條件和成長背景不同，她們天生就有大長腿，我們要怎麼跟人家比？每個人喜歡的樣子都不一樣，我們可以好好認識自己之後，靠著後天努力朝夢想的外貌前進。

　　最近看了一篇文章，我很喜歡它的標題，「那個『別人』是誰？」每個人的周遭都會有個「別人」存在，他經常會影響你、攻擊你、碎嘴你、侮蔑你，這些「別人」都不是你，你不應該為此影響自己的生活和心情，不需要透過「別人」來為你設立各種目標。

　　其實追根究柢都是因為我們容易「不滿足」，覺得自己腿太肥、肚子好凸、手臂太粗，怎樣才能滿足實在沒有一定的解答，只能期許自己用不貪求、不後悔的方式去衡量。誰不希望隔天起床就有一雙筆直的美腿和結實的腹肌？但現實生活中可能只有百分之一的人能享有這種優越的權利，先天體脂較低所以線條明顯，這很正常，不然為什麼教練都強調要增肌減脂？可能他只要

做 100 下仰臥起坐就有腹肌了，而旁邊滿頭大汗的我，可能要持續半年每天都做，才能達到跟他一樣的效果。

正常人都會去比較，為什麼她一星期運動一次，常常大吃大喝，還能保持好身材？其實看起來瘦不是真的瘦，這是很多老師告訴我的，每個人追求的體態不一樣，我們只是接收到大眾期待的「美的樣子」，而不是「我實際能達到的樣子」，這也是我不停思考的一個難題，我的工作不允許我變胖，所以我必須兼顧健康但吃的比別人少，還要配合規律的運動，吃得少不代表節食，吃得好也不是一定要大魚大肉，在維持體態的過程中，吃對食物真的非常重要！我能體會沒有歡樂送或珍奶的日子是多麼無趣和乏味，偶爾睜一隻眼閉一隻眼吃一下 ok 啦！

大尺碼女孩和男孩都是有機會變成瘦身男女的：）

養成「後天好習慣」，運動後不忘伸展，多花兩倍時間去把肌肉拉長（因為肌肉是可以塑型的）；做有氧時一定要維持 40 分鐘以上，徹底燃燒脂肪，不要偷懶，只有紮紮實實地努力，才能擁有自己夢想中的好線條！

後記

Postscript

沒有人可以真的贏過時間，所以我們才會這麼努力生活著。

Special thanks to

化妝：Jenny、陳嘉琪

髮型：Evelyn(YUP STUDIO)、張智俊 (FOUR hair)

封面攝影：許世錦

Space Cycle 老師：Janet、Tina

諾瑪瑜珈老師：Shany

Adidas

Space Cycle

MASSADA

nisoro-Annie&Gina

最後，給我最愛的經紀 team- 君怡姐、小美魚

Love U~

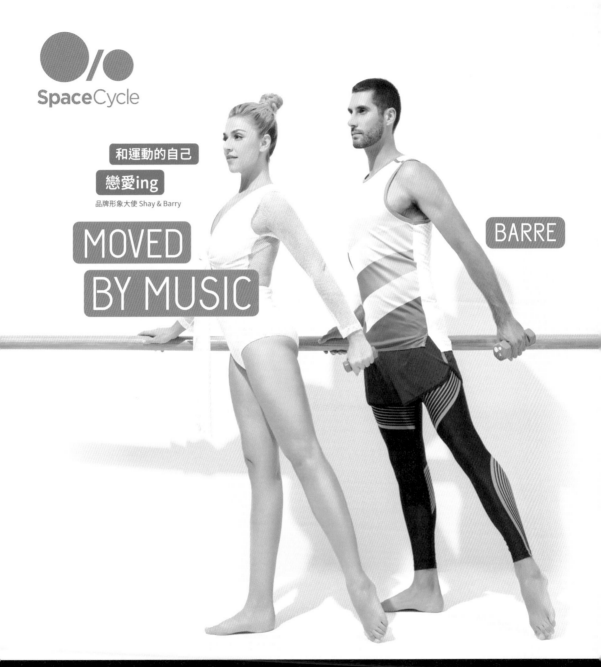

和運動的自己
戀愛ing
品牌形象大使 Shay & Barry

MOVED
BY MUSIC

BARRE

美力珈人 ——————————— 後 天 養 成

作者──林珈安／責任編輯──簡怡仁／

封面設計──黃凱／內頁設計──任宥騰／

行銷企劃──辛政遠－楊惠潔／

總編輯──姚蜀芸／副社長──黃錫鉉／

總經理──吳濱伶／執行長──何飛鵬

出版──創意市集

發　城邦文化事業股份有限公司
行　歡迎光臨城邦讀書花園
　　網址：www.cite.com.tw

香港發行所　城邦（香港）出版集團有限公司
香港灣仔駱克道 193 號東超商業中心 1 樓
電話：(852) 25086231
傳真：(852) 25789337
E-mail：hkcite@biznetvigator.com

馬新發行所　城邦（馬新）出版集團 Cite (M) Sdn Bhd
41, Jalan Radin Anum, Bandar Baru Sri Petaling,
57000 Kuala Lumpur, Malaysia.
電話：(603) 90578822
傳真：(603) 90576622
E-mail：cite@cite.com.my

客戶服務中心　地址：10483 台北市中山區民生東路二段 141 號 B1
服務電話：（02）2500-7718、（02）2500-7719
服務時間：週一至週五 9：30 ～ 18：00
24 小時傳真專線：（02）2500-1990 ～ 3
E-mail：service@readingclub.com.tw

印　刷　凱林彩印股份有限公司
2017 年（民 106）12 月　初版 1 刷
Printed in Taiwan
定　價　380 元

國家圖書館出版品預行編目 (CIP) 資料

美力珈人，後天養成：林珈安／林珈安　作
城邦文化出版：家庭傳媒城邦分公司發行　2017.12
── 初版 ── 臺北市 ── 面：公分

978-986-95305-1-4（平裝）

1. 減重 2. 運動健康 3. 健康飲食

411.94　　　　　　106014042